위상배열 탐상기와 초음파검사

양 성 룡 저

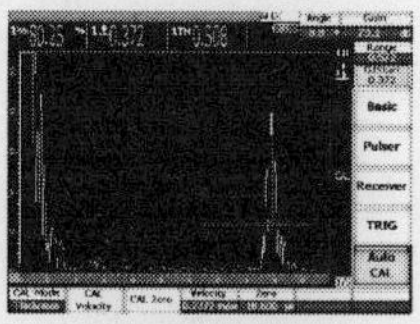

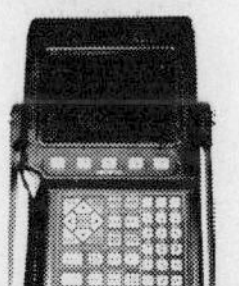
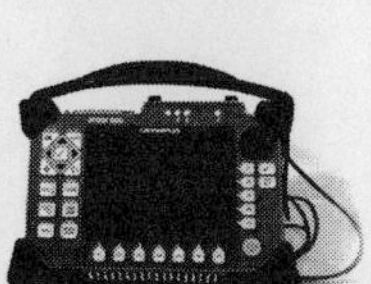
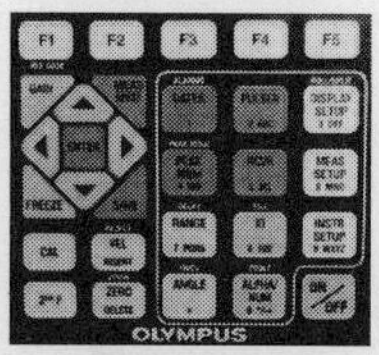

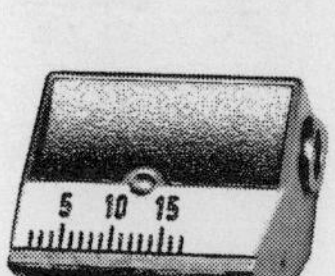

도서출판 상 학 당

欲爲大者 當爲人役

크고자 하거든 남을 섬기라

머리말

이 교재는 위상배열탐상에 대한 내용으로 개발을 시작하였으나, 초음파탐상 과목이 NCS 교육과정으로 변경됨에 따라 적합한 교재가 필요하게 되었다. 하지만 새롭게 부각되고 있는 위상배열탐상에 대한 교육도 필요하다고 판단하여 NCS 교육을 위한 내용과 위상배열탐상에 대한 내용을 통합한 형태로 구성하였다.

비파괴검사에서 요구되는 NCS 교육내용은 주요 탐상방법 모두를 언급하고 있다. 그리고 탐상방법에서 요구되는 내용들도 아주 구체적으로 제시되어 있어서 이 모두를 다루기에는 분량도 많지만 한 학기로 강의하기에는 어려워 보인다. 따라서 이 교재는 초음파 분야만 한정하여 언급하였기에 비파괴검사 분야를 위한 NCS 교재로는 적합하지 않음을 밝힌다.

교재의 내용구성은 초음파탐상 시험하기에서 언급된 수행준거들을 이해하는 데 필요한 이론과 실무에 대한 내용 그리고 위상배열탐상에 대한 기본 이해를 위한 내용으로 되어 있다.

구체적인 내용을 살펴보면 초음파탐상에서 기초가 되는 내용과 NCS의 수행준거에서 요구되는 수직과 사각탐촉자를 이용한 검사방법, 교정법, 탐촉자의 주사방법, 탐상장비 설정방법 그리고 탐상화면에 표시되는 결함분석방법 등에 대해 설명하였다.

새롭게 도입되는 위상배열 탐상기에 대해서는 탐상원리와 개념을 이해할 수 있도록 이론적인 부분을 언급하고, 탐상을 위한 교정방법을 이해하며 수행할 수 있도록 하였다. 내용전개에서 일반 교재와는 달리 실무에서 사용되는 용어를 가능하면 그대로 사용하고자 하여 영문용어를 그대로 사용하는 경우가 많이 있다. 이는 현장용어에 쉽게 친숙해지도록 의도한 것이다.

그리고 선수지식이 없는 학생들이 쉽게 읽고 이해할 수 있는 어순으로 정리하였으며, 단순히 용어나 현상은 그대로 암기하기 보다는 원리를 생각해보고 이해하도록 하고, 발생되는 현상의 원인과 결과에 대해 생각해 보는 데 많은 도움이 될 수 있는 형태로 설명하고자 하였다.

끝으로 원본 그림과 너무 똑같이 그려준 딸에게 고맙다는 말을 전하고, 교재를 출판하는 데 도움을 주신 도서출판 상학당의 사장님과 관계자 분들에게 감사의 말씀을 드린다.

저 자 씀

차 례

제1장 비파괴검사와 초음파 9

부 록 209

제1장
비파괴검사와 초음파

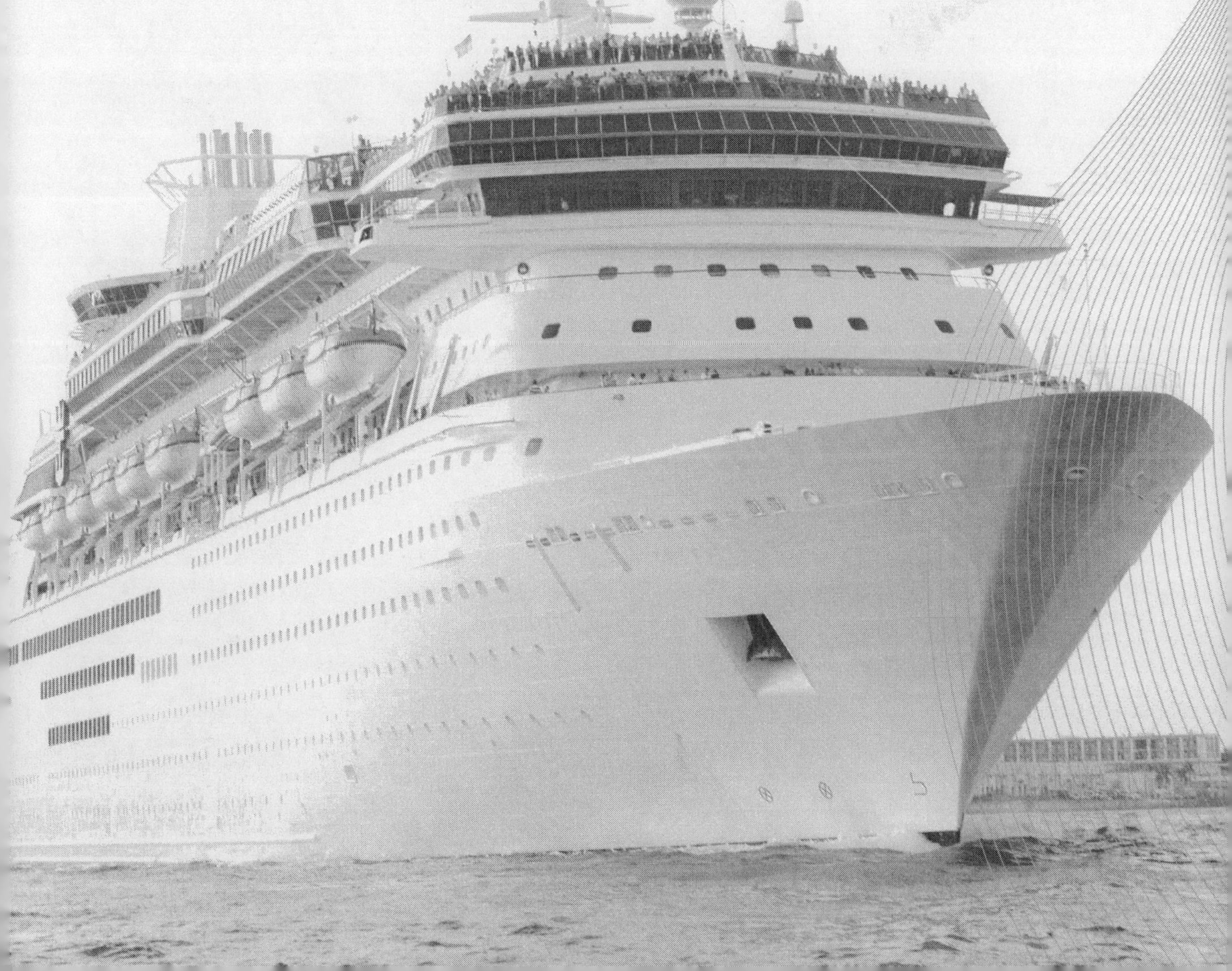

1.1 비파괴검사

1. 비파괴검사 개요

비파괴검사는 NDT 또는 NDI라고 하는데 NonDestructive Testing, NonDestructive Inspection의 약자이다. 비파괴검사란 용어에서 나타나는 의미와 같이 제품(구조물, 시험체)을 파괴하지 않고 내외부에 결함(기공이나 균열 등)의 존재유무를 확인하고, 결함이 존재한다면 이 결함이 구조물에 어떤 영향을 미치는지 판단하게 된다. 그리고 판단결과에 따라 구조물의 사용여부를 결정하는 것을 총칭하여 말하는 것이다. 결론적으로 검사체를 파괴하지 않고 검사하면 비파괴검사, 파괴하여 검사하는 것은 파괴검사라고 한다.

구조물에 발생되는 결함은 대부분 가공과정 중에 균열이나 기공이 발생되는 경우이다. 균열이나 기공은 구조물의 강도를 약하게 하는데 이는 사용 중에 파손이나 파단의 원인으로 작용하게 된다. 따라서 제작되는 모든 구조물은 비파괴검사를 통해 결함의 존재여부를 검사하고, 결함이 존재한다면 결함의 상태를 확인하고 상태에 따라 이를 제거하므로 구조물이 안전하게 동작되거나 사용되도록 하는 데 목적이 있다.

비파괴검사는 기계, 조선, 재료 분야에 많이 사용되지만 거의 모든 재질에 검사가 가능하기 때문에 어떤 분야든지 광범위하게 사용되고 있다. 대형선박을 건조하는 조선분야에서는 철판을 이용하여 선박을 만들게 되는데 철판을 가공하는 과정에서 결함이 발생할 가능성이 아주 높기 때문에 각각의 과정마다 제작된 구조물들을 검사하여 결함의 유무를 확인하고 조치하도록 규정(선급)에 명시하고 있다.

선박의 건조과정을 보면 선박은 여러 개의 블록으로 제작하고 나누어진 블록을 서로 연결하여 선박을 건조하게 된다. 각 블록은 다시 작은 블록들로 세분화되는데 세분화된 블록들은 설계도면에 따라 철판을 자르고 붙여서 제작하게 된다. 이때 철판을 자르거나 용접하여 붙이는 과정에서 여러 가지 요인(가공상의 부주의, 잘못된 용접방법, 환경적 요인)으로 다양한 형태의 결함이 발생되고 있다. 그 중에서도 용접부에 발생되는 결함이 가장 많다.

하지만 비용이나 시간적 제약으로 제작시 용접한 모든 부위를 검사하지는 않는다(블록에 따라 전수조사를 하는 경우도 있음). 보통 규정에 의해 중요 부위로 한정하여 검사를 시행하게 된다. 그리고 결함이 발견되었다고 해서 반드시 그 결함을 제거하기 위해 다시 재용접을 하지는 않는다.

발견된 결함은 해당 블록의 용도와 결함이 발생한 위치 그리고 결함의 모양과 크기를 확인하고, 해당 결함이 명시된 선급의 규정에 어떻게 명시되었는지에 따라 처리된다. 규정에는 블록과 위치별로 결함의 허용정도가 각각 명확하게 명시되어 있다. 블록의 기능에 아주 작은 결함도 허용하지 않는 경우도 있기 때문에 검사자는 선급에서 제시되는 검사규정을 완전하게 이해하고 있어야 한다.

조선분야에서는 이미 수백년 동안 선박을 제작하고 운영하면서 얻은 지식을 토대로 시험검사 지시서나 규정이 만들어져 있기 때문에 검사위치와 위치에 따른 검사방법이 정확하게 제시되고 있다.

2. 비파괴검사, 시험, 평가

비파괴검사와 비파괴시험은 용어의 의미로만 본다면 분명하게 서로 다른 의미를 가진다. 검사는 Inspection, 시험은 Testing이다. 따라서 비파괴검사는 NDI, 비파괴시험은 NDT라 하는 것이 맞는 표현이다. 현장에서는 이를 구분하지 않고 같은 의미(검사)로 사용하고 있다. 현장에서 시행하는 비파괴검사는 구조물에서 균열이나 기공을 찾아내고 규정에 따라 결함여부를 판정하기 때문에 NDT가 아니라 NDI가 좀 더 정확한 표현이라 생각된다.

비파괴분야에서는 이론적으로 비파괴검사, 비파괴시험, 비파괴평가로 구분한다.

- 비파괴검사(NonDestructive Inspection : NDI) : 구조물에서 결함의 유무를 확인하고 결함이 존재하면 비파괴평가와 비파괴시험을 통해 얻어진 결과를 이용하여 결함의 제거여부(구조물의 사용여부)를 결정하는 것을 말한다. 계측장비를 이용하여 구조물의 내외부에 존재하는 결함을 찾아내고, 확인된 결함이 비파괴평가와 비파괴시험의 바탕으로 사용여부를 판정하는 것을 말한다.
- 비파괴시험(NonDestructive Testing : NDT) : 구조물이 어떤 결함을 가지고 있을 때 결함의 모양이나 형태 그리고 발생된 위치에 따라 해당 결함이 구조물에 어떤 영향을 미치게 되는지를 분석하는 것을 말한다.

  구조물의 상태를 확인하는 것으로 품질관리의 한 수단으로 보면 된다. 구조물에 결함이 있다면 결함의 크기, 모양, 위치, 깊이에 따라 구조물의 성능(강도,

구조물의 유지)에 어떤 영향을 미치는지를 종합적으로 조사하는 과정 전체를 말한다.

- 비파괴평가(NonDestructive Evaluation : NDE) : 구조물을 파괴하지 않고 구조물이 정상적으로 사용 가능한지 사용은 언제까지 가능한지 등을 평가하는 것이다. 비파괴검사와 유사한 의미이지만 판정하는 내용이 다르다. 구조물의 재료 상태, 사용환경, 운용조건 등을 고려하여 사용여부나 사용 가능기간을 판단하는 기법이다.

조선현장에서 비파괴검사는 대부분 용접부에 많이 시행한다. 용접시 존재하는 결함으로 크랙(균열), 기공, 이물질 등이 있다. 검사과정에서 결함이라 할 때 판정된 결과로 언급하는 결함(제거하고 재가공해야 하는 결함)이 아니라 단순히 크랙을 지칭하는 경우가 많다. 이 교재에서도 현장용어와 친숙해지기 위해 결함과 크랙을 꼭 구분할 필요가 없을 때는 동일한 의미로 설명하고, 불연속부는 크랙이나 균열로 사용하고자 한다. 단, 결함과 크랙을 구분해야 할 때나 불연속부를 별도로 설명해야 할 때는 구분할 것이다.

비파괴검사분야에서는 불연속부와 결함에 대해 다음과 같이 정의하고 있다.

- 불연속부(discontinuity) : 매질의 물리적 구조가 의도적이거나 우연히 단절된 것을 말한다.
- 결함(defect) : 불연속부의 크기나 형상, 방향, 위치 등이 규정된 판정기준을 초과하여 불합격으로 판정된 것을 말한다.

매질 속에 작은 기공을 의도적으로 만들어 넣는 경우가 있는데 이는 매질이 갖는 강도를 높이는 역할을 한다. 이러한 불연속부는 결함으로 보지 않는다. 크랙(균열)이나 기공이 포함된 부분은 불연속부라 한다. 균열이나 기공 또는 이물질이 들어 있으면 매질이 동일하게 연속되지 않고 끊어지기 때문에 때문이다.

앞에서도 언급하였지만 비파괴검사에서 결함이라 하는 것은 구조물의 정상적인 사용에 영향을 미치는 크랙(균열이나 기공)을 결함이라 한다.

용접부에는 미세한 크랙이 많이 존재한다. 하지만 크랙의 크기나 발생된 위치가 규정에 명시된 범위를 벗어나지 않으면 결함으로 판정하지 않는다. 따라서 결함(defect)이란 제품 내외부에 발생된 크랙이 시방서 또는 선급규정에 명시된 내용에 미흡된 경우에 해당된다. 선급규정에서 명시한 결함의 판정기준은 시험과 평가를 통해 크랙이 발생한 위치, 형태, 종류, 크기 등이 제품기능이나 수명에 미치는 영향력을 종합적으로 분석된 결과를 바탕으로 만들어지게 된다.

선박건조과정에서 수행되는 비파괴검사는 철판을 용접하여 이어붙인 부분에 주로 시행된다. 용접한 부분이 정상적인 상태를 유지할 수 있는지 여부를 확인하기 위한 것이다. 검사를 통해 확인된 결과를 제출함으로써 제작품의 신뢰성을 높이고 안전한 사용을 보증하는 역할도 하게 된다. 여기서 나온 검사결과들은 다양하게 분석되어 결함이 발생되는 원인을 찾고 동일한 결함이 발생하지 않도록 작업방법을 개선하는데 사용된다.

비파괴검사를 시행하는 시기는 선박구조물의 제작과정에 따르게 된다. 구조물 제작과정은 재료를 만드는 과정, 제작 및 가공하는 과정, 사용하는 과정으로 구분되는데 비파괴검사는 각 과정마다 시행한다. 그 이유는 각 단계별로 발생되는 고유한 결함이 있기 때문이다.

단계별로 결함이 발생되는 요인을 보면 재료를 만드는 과정인 철판 제조과정에서 발생되는 결함이 있다. 그리고 철판을 이용하여 구조물을 제작하기 위해 가공하고 용접하는 과정에서 발생되는 결함이 있다. 마지막으로 만들어진 구조물을 사용하는 중에 발생되는 결함이 있는데 이러한 결함들은 단 과정마다 발생되는 결함의 종류와 형태가 조금씩 다르기 때문에 과정별로 거기에 적합한 방법으로 검사를 시행하고 있다.

▼ 참고 구조물 제작에 따른 검사시기

- 구조물을 구성하는 재료를 만드는 과정
- 구조물을 제작(용접)하거나 가공하는 과정
- 구조물을 사용하는 과정

검사보고서에는 검사를 통해 나온 결과를 자세히 기술하는데 이때의 보고서는 제작과정에서 어떤 부위에 결함이 자주 발생하는지, 발생되는 결함이 어떤 원인에 의해 발생되는지 등을 파악할 수 있는 주요한 결과물이 된다. 이 결과를 토대로 공정방법을 개선하거나 적합한 재료를 사용하는 방법으로 결함의 요인을 줄이는 역할도 하게 된다.

조선현장에서 선박건조 과정에 시행되는 검사과정을 살펴보자.

선박은 하나의 큰 구조물(블록)로 본다. 구조물은 다양한 크기의 수많은 작은 구조물(세부 블록)로 다시 구성된다. 구조물은 제작될 때마다 검사를 시행하는데 구조물들은 서로 연결하여 큰 구조물로 만들 때도 연결부나 중요하다고 판단되는 부분에 검사를 시행한다. 이러한 검사는 선박을 제조할 때 설계과정에서 검사해야 하는 모든 위치와 검사하는 방법이 명시되어 있어 검사원은 단지 지시된 방법과 절차대로 검사를 시행하면 된다. 검사에서 크랙이 발견되면 지시서에 명시된 내용과 비교하고, 지시내용에 부합되면 결함으로 판정을 내린다. 판정받은 결함은 재시공을 통해 결함을 제거하게 된다.

선박을 건조할 때도 모든 과정은 선급과 협의된 내용에 따라 제작하게 된다. 선급에서 제시하는 기술규정을 보면 선박제작, 운용, 관리 등에 필요한 모든 내용이 제시되어 있다. 그리고 비파괴검사에서 검사시 결함에 대한 기준은 구조물의 사용목적과 기능, 구조물의 형태나 사용된 재료의 종류에 따라 적합하게 제시되어 있다.

▾ 참고

선급에서 선박제작 및 사용시에 제시되는 기준(일부)

1. 선급등록 및 검사
2. 재료 및 용접
3. 선체구조
4. 선체의장
5. 기관장치
6. 전기설비 및 제어시스템
7. 전용선박
8. 방화 및 소화
9. 추가설비
10. 소형강선의 선체구조 및 의장
11. 산적화물선 공통구조규칙
12. 이중선체 유조선 공통구조규칙
13. 산적화물선 및 유조선 공통구조규칙

용접기준(일부)

1. 일반사항
2. 용접시공 및 검사
3. 용접절차 인정시험
4. 용접사 기량시험
5. 용접용 재료

검사기준(일부)

1. 강재의 이음매 없는 단조동체 검사기준
2. 주강품 비파괴검사 기준
3. 주강재 크랭크축의 표면 검사기준
4. 주강재 크랭크스로우의 용접보수 검사기준
5. 단강품 비파괴검사기준
6. 동합금재 프로펠러주물의 액체침투 탐상검사 및 결함 보수기준

참조 : 한국선급 홈페이지

3. 비파괴검사 방법

제작물은 소재나 재료, 부품, 구조물 등이 가지는 물리적 성질이나 특성 중에서 조직 이상이나 이물질 또는 균열, 기공 등에 의한 결함을 파악하고 이로 인해 물리적 성질이 변화하는 것을 측정하기 위해 비파괴적인 방법으로 검사한다.

이때 검사에 이용하는 방법으로 검사할 소재가 가지고 있는 여러 가지 성질 중에서 적합한 검사방법을 사용하게 된다. 소재가 가지는 성질을 이용한 검사방법은 다음과 같이 구분하고 있다.

- 광학직, 색채직인 성질 : 외부상태를 눈으로 검사한다.
- 음향적인 성질 : 음향이나 초음파를 이용한다.
- 열의 성질 : 열의 전도도나 팽창이나 수축 등의 열에 대한 성질을 이용한다.
- 전자기적인 성질 : 자장의 변화나 전류변화를 이용한다.
- 방사선의 투과력 : 방사선은 대부분의 물질를 투과하는 성질을 이용한다.

4. 비파괴검사 종류

비파괴검사에 사용되는 방법들은 각각 고유한 특징을 가지고 있다.

육안검사나 침투탐상, 자분탐상 등은 대상체(검사체, 시험체) 외관이나 표면에 발생하는 결함을 검출할 수 있고, 내부에 존재하는 결함을 검출하는 방법으로는 방사선검사, 초음파탐상, 와전류탐상 등이 있다.

다음은 비파괴검사에 많이 사용되는 검사방법이다.

- MT(Magnetic Test) : 자분탐상검사

- UT(Ultrasonic Test) : 초음파탐상검사
- RT(Radiographic Test) : 방사선투과검사
- PT(Penetrant Test) : 침투탐상검사
- LT((Leak Test) : 누설검사
- VT(Visual Test) : 육안검사
- ECT(Eddy Current Test) : 와전류탐상검사
- AET(Acoustic Emission Test) : 음향방출검사

비파괴검사 비교

검출위치	검사방법	특 성
표면 결함	육안탐상(VT) Visual Testing	• 시험체를 직접, 간접적으로 관찰하여 결함을 검출한다. • 눈, 측정장비, 광학장비를 이용한다. • 재질 종류에 상관없다.
	자분탐상(MT) Magnetic Testing	• 시험체를 자화시켜 표면에 존재하는 결함을 검출한다. • 자분을 이용한다. • 자성체 재질만 가능하다.
	침투탐상(PT) Penetrant Testing	• 침투액을 시험체에 적용해 나타나는 지시모양으로 결함을 검출한다. • 재질 종류에 상관없다.
	와전류탐상(ECT) Eddy Current Testing	• 와전류를 이용해 봉이나 관에 발생하는 결함을 검출한다. • 전도체만 가능하다.
내부 결함	방사선투과탐상(RT) Radiographic Testing	• 시험체에 방사선을 투과시켜 결함을 검출한다. • 촬영 후 필름을 인화하는 과정이 필요하다. • 모든 재질에 적용 가능하다.
	초음파탐상(UT) Ultrasonic Testing	• 시험체에 초음파를 입사시켜 결함을 검출한다. • 기술발전으로 사용분야가 넓어지고 있다. • 결함 판독에 많은 지식과 경험이 요구된다. • 대부분의 재질에 적용 가능하다.
누설 결함	누설탐상(LT) Leak Testing	• 유체 또는 기체를 사용하여 흘러들어가거나 흘러나오는 성질을 이용하여 결함을 검출한다. • 화학적 반응, 압력, 소리변화를 이용한다.

1.2 초음파

1. 음파와 초음파

음파와 초음파는 진동주파수로 구분된다. 파는 입자가 진동할 때 진동에너지가 옆으로 전달될 때 퍼져나가는 형태를 말한다. 호수에 돌을 던지면 돌이 입수된 주위로부터 물결이 일어 퍼져나가게 되는데 이것을 파라고 생각하면 된다. 파의 형태로 전달되기 위해서는 매질이 반드시 필요하다.

(1) 음 파

공기를 매질로 한다. 공기를 매질로 전달되고 전달된 공기 입자가 사람의 고막을 진동하게 되면 음파를 인식하게 된다. 만일 매질인 공기가 없다면 음파를 전달할 수 없게 된다.

참고 음파의 분류

- 저 주 파 : 20Hz 이하
- 가청주파수 : 20Hz~20KHz
- 초 음 파 : 20KHz~1GHz
- 극초음파 : 1GHz 이상

(2) 초음파

진동은 주파수를 가지고 있다. 사람이 들을 수 있는 주파수대역을 가청주파수대라 하는데 음파는 사람이 들을 수 있는 주파수대역을 가진 소리의 진동을 말한다.

진동하는 소리의 주파수가 가청주파수보다 높을 때는 초음파라 한다. 사람이 들을 수 있는 주파수는 20Hz~20kHz 사이에 해당되고 이 주파수대를 가청 주파수대라 한다. 여기서 말하는 대(대역)는 어디에서 어디까지의 범위를 말할 때 사용되는 용어이다.

주파수에 따른 음파의 분류는 가청주파수(audible sound)를 기준으로 더 낮은 주파수는 저주파(subsonic), 높은 주파수는 초음파(ultrasonic), 아주 높은 주파수는 극

초음파(hypersonic)이라 한다. 사람은 가청주파수대의 소리를 듣고 내지만 돌고래는 약 170kHz를 박쥐는 약 100Hz～200kHz를 사용한다고 한다.

1) 초음파 발생방법

초음파를 발생시키는 방법에는 일반적으로 3가지 방법으로 분류하고 있다. 첫째는 기계적으로 충격을 주어 발생시키는 방법, 둘째는 전자기적인 현상을 이용하여 발생시키는 방법, 셋째는 몇몇 물질의 결정이 가지고 있는 전기분극 현상(압전효과)을 이용하여 발생시키는 것이다.

기계적으로 충격을 주는 방법은 단순히 두 물체를 부딪치면 발생되는 진동을 이용하여 초음파를 발생시키는 것이다.

전자기적인 현상을 이용하는 방법에는 Lamb-EMAT을 이용한 유도초음파 방법과 자왜효과(magnetostriction effect) 방법이 있다. 유도초음파 방법에서는 EMAT Coil Circuit와 Magnet를 사용하여 유도전류를 일으켜 초음파를 발생시키는 것이다.

압전효과를 이용한 방법에서는 몇몇 결정이 가지고 있는 전기분극 현상으로 결정에 교류전기를 가하면 진동하는 성질을 이용하여 초음파를 발생시킨다. 이 방법에서는 교류전기의 주파수대로 결정이 진동하기 때문에 진동주파수를 원하는 대로 조절할 수 있다.

- 기계적으로 진동시키는 방법
  - 외부의 충격(망치 등으로 두드림)으로 진동시킴
  - 기계적인 회전으로 진동시킴
- 전자기적인 현상을 이용한 방법
  - Lamb-EMAT을 이용한 유도초음파를 이용하여 진동시킴
  - 자왜효과를 이용하여 진동시킴
- 압전효과를 이용한 방법
  - 전기분극 현상을 이용하여 진동시킴

대부분의 탐촉자는 압전효과를 이용하여 초음파를 발생시킨다. 압전효과는 결정체에 어떤 방향으로 힘을 가하면 정해진 방향으로 전기분극이 일어나는 것을 말한다. 전기분극은 결정체가 진동하면서 아주 미세한 교류전기가 발생되고 반대로 결정체에 교류전기(신호)를 가하면 진동을 일으키는 현상이다.

2) 압전효과

1880년경에 프랑스 물리학자 피에르 퀴리(Pierre Curie)와 자크 퀴리(Jacques Curie) 형제에 의해 수정결정체를 압축하거나 늘였을 때 결정 양면에 미세한 전기가 발생되는 현상이 발견되었다.

압전효과를 가지고 있는 물질을 압전소자라 한다. 압전소자에 해당되는 대표적인 물질로 수정(Quartz)이 있다. 수정을 아주 얇게 쪼개어 만든 미세한 결정체로 이 결정에 교류전기를 인가하면 전류의 흐름에 따라 결정체가 수축되거나 팽창하게 된다. 이때 인가하는 교류전기의 주파수에 따라 수축과 팽창이 반복되면서 진동하게 된다. 다음 그림은 수정결정체에 인가하는 전압방향에 따라 일어나는 압전효과 현상을 보여주고 있다.

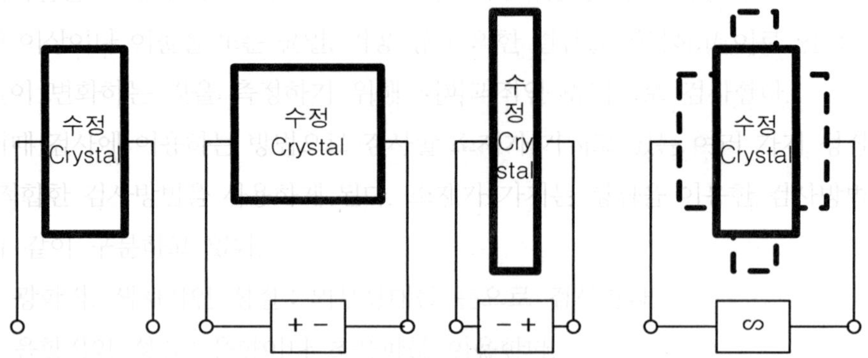

수축과 팽창하는 수정결정체

- 수정 결정체에 전류가 흐를 수 있도록 전선을 연결한다.
- 전선에 전압을 걸지 않으면 수정결정체는 정상상태를 유지한다.
- 순방향(왼쪽 +, 오른쪽 −)으로 전압을 가하면 결정체가 세로방향은 압축되고 가로방향은 팽창하게 된다.
- 역방향(왼쪽 −, 오른쪽 +)으로 전압을 가하면 결정체가 세로방향은 팽창하고 가로방향은 압축된다.

+(plus), −(minus) 전압의 방향을 주기적으로 바꾸면 수정결정은 바뀌는 전압방향에 따라 수축과 팽창의 반복하게 되고 이를 빠르게 하면 진동한다. 때문에 일정한 주파수를 가진 교류전기를 인가하면 인가된 교류전기의 주파수만큼 진동하게 되는 것이다.

반대로 결정체에 외부 진동(외부에서 충격을 주거나 진동이 전해지는 경우)이 전달되면 결정체는 수축과 팽창의 형태로 진동하면서 결정체 양단에는 미세한 전압이 발생하게 된다. 진동에 의해 수축과 팽창의 이러한 현상은 결정구조가 갖는 특성 때문인데 결정구조의 각 축(axis)사이의 비대칭성이 압전성질에 의해 발생된다고 알려져 있다.

모든 물질이 압전성질을 가지고 있지는 않다. 일부 물질만 압전성질을 가지는데 이런 성질을 지닌 물질은 모두 압전소자라 한다.

압전효과을 가지는 대표적인 물질로는 수정, 황산리튬(Li_2SO_4), 티탄산바륨($BaTiO_3$), 로셀염(Rochell salt), 지르콘 티탄산납(lead zirconate titanate), 세라믹 등이 있고, 압전물질마다 진동할 수 있는 주파수대가 다르고 변환되는 효율도 다르다.

초음파 변환효율이란 인가되는 교류전기(고주파 전압)가 진동 에너지로 변환되는 비율을 말한다. 다른 용어로 송신효율이라 한다. 반대로 진동 에너지가 교류전기로 변환되는 비율은 수신효율이라 한다.

지르콘티탄산납이나 황산리튬을 사용한 진동자는 변환효율은 높지만 진동하는 주파수(진동 주파수)의 대역폭이 넓지 않다. 반면 수정은 초음파 변환효율은 가장 낮지만 주파수의 폭이 가장 넓다.

초음파 진동자 재료의 종류와 특성

진동자 재료	변환효율[%]	주파수 대역[MHz]
지르콘티탄산납(PZT)	70	0.3～2
황산리튬(Li_2SO_4)	50～60	0.3～2
티탄산바륨($BaTiO_3$)	40	1～15
수정(Crystal)	10～20	0.5～20

재료별로 가지고 있는 특성은 다음과 같다.

- 수정(Crystal)
  - 수정은 기계적 전기적으로 매우 안정된 물질이다.
  - 내마모성이 좋고 단단하여 수명이 길다.
  - 다른 재료(재질)에 비해 초음파 변환효율이 가장 낮다.
- 황산리듐(Li_2SO_4)
  - 음향 임피던스가 물과 비슷하게 낮아 수침용으로 많이 사용된다.

– 수신효율이 가장 좋은 물질이다.

– 수명이 길고 분해능은 좋으나 충격에 약하고 물에 잘 분해된다.

- 티탄산바륨($BaTiO_3$)
  - 송신효율이 뛰어나 높은 감도가 요구되는 초음파탐상에 사용된다.
  - 티탄산납과 지르콘산납을 섞으면 퀴리점이 높아진다.
  - 고온(350℃)에서도 사용이 가능하다.
  - 내마모성이 약하고 수명이 짧다.
- 니오븀산납
  - 고분해능 특성을 가지고 있어 미세한 결함검출에 좋다.
  - 깨지기 쉬워 고주파용으로는 부적합하다.
- 니오븀리듐
  - 퀴리점*이 높아(1200℃) 고온용으로 많이 사용된다.
  - 다른 재질에 비해 분해능이 떨어진다.

3) 주기와 파장

주기(T)와 파장(λ)은 같은 부분을 관점의 차이에 따라 다르게 구분하고 있다. 파가 한번 진동할 때 소요되는 시간은 주기라 한다. 기호는 T(티)를 사용하고 단위는 S(Second, 초)로 표시한다. 파가 한번 진동할 때 진행한 거리는 파장이라 한다. 기호는 λ(람다)를 사용하고 단위는 mm(밀리미터), cm(센티미터), m(미터)로 표시한다. 주기와 파장은 기준을 시간 관점에서 보는지 아니면 거리 관점에서 보는지의 차이이다. 파장은 속도를 주파수로 나누면 된다.

주기는 한 번 진동할 때 시간이기 때문에 주파수에 역수를 취하면 얻을 수 있다.

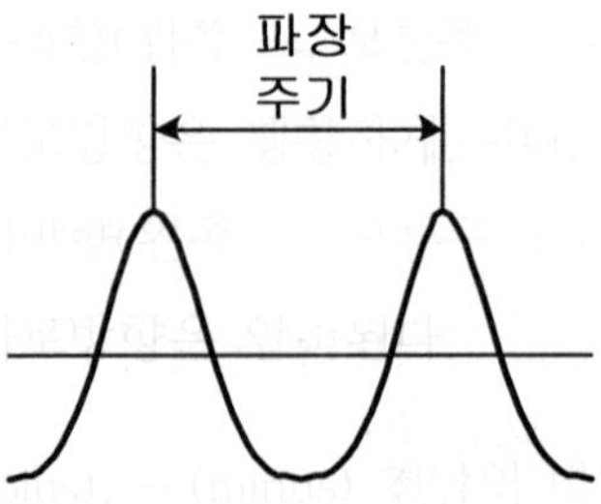

음파의 주기와 파장

- 주기$(T) = \dfrac{1}{주파수(F)}$
- 파장$(\lambda) = \dfrac{속도(V)}{주파수(F)}$

---

* 퀴리점 : 특정 온도 이상이 되면 결정체의 결정형태가 변형되어 압전현상이 일어나지 않게 된다. 이때의 온도를 퀴리점이라 한다.

4) 주파수

1초 동안에 진동한 횟수를 주파수라 한다. 보통 주파수라 하는 일부 사이클이란 용어를 사용하기도 한다. 단위는 Hz(헤르츠)로 표시한다. 속도를 주기로 나누면 주파수를 얻을 수 있다.

$$주파수(F) = \frac{속도(V)}{주기(T)}$$

5) 속 도

속도는 주파수에 한번 진동할 때 진행되는 거리(파장, λ)를 곱하면 얻을 수 있다.

$$속도(V) = 주파수(F) \times 주기(T)$$

매질의 종류마다 파의 전달(전파)속도는 다르다. 이는 매질을 구성하는 입자의 배열구조가 달라 입자가 진동하는 폭의 차이가 있기 때문이다. 따라서 동일한 매질에서 전파되는 속도는 항상 일정하다. 이 의미는 동일 매질에서는 주파수가 변해도 속도는 변하지 않는다는 것을 말한다.

속도는 주파수와 파장의 곱으로 나타나기 때문에 주파수가 높아지거나 낮아질 때 속도는 동일하게 유지되기 때문에 주파수의 변화에 따라 파장이 변할 수밖에 없다. 따라서 주파수가 높아지면 파장이 짧아지고 주파수가 높아지면 파장이 길어져 속도는 일정하게 유지시키게 된다.

예를 들어보자. 강에서 종파의 속도는 5900m/s로 변하지 않는다. 사용하는 주파수가 2MHz일 때는 파장은 0.003m이다. 만일 주파수를 3MHz로 높이면 파장은 0.002m로 짧아지고, 주파수를 1MHz로 낮추면 파장은 0.0059m로 길어져서 속도를 일정하게 유지시키게 된다.

5900m/s = 2MHz * 0.003m(3mm)

5900m/s = 3MHz * 0.002m(2mm)

주파수가 2MHz일 때 주기는 다음과 같이 계산된다.

$$T = 1 / 2\text{MHz} = 500\text{ns}$$

재 질	속도(종파) : m/s	파장(2MHz) : mm
강	5,900	3
알루미늄	6,200	3.1
물	1,500	0.75
공기	340	0.17

6) 음 속

음속은 음파의 속도를 말한다. 음파는 공기를 매질로 진동 에너지를 전달되는 파이다. 음파나 초음파나 같은 음파이기 때문에 진행속도에 대한 특성은 동일하다. 공기 중에 음파가 전달되는 속도는 340m(상온)이다. 상온은 15~25℃를 말한다.

앞에서도 설명하였지만 매질이 같은 경우에 음속은 주파수가 달라져도 이에 비례하여 파장을 변화시켜 속도를 동일하게 유지시킨다. 그러나 매질의 온도가 달라지면 음속이 바뀌게 된다.

공기 중에서 음파가 전달될 때 속도에 영향을 주는 요소를 보면 대기압에 의한 영향은 없다고 알려져 있으며, 습도에 대한 영향은 아주 미미하나 온도에 의한 영향은 많이 받는 것으로 알려져 있다.

0℃일 때 공기 중에서의 음속은 331m/s이다. 온도가 올라가면 음속이 증가되고 온도가 내려가면 음속은 낮아지는데 공기의 온도변화에 따른 음속(Vair)은 다음 식과 같다.

$$\text{음속} = 331.5\text{m/s} + (0.6 * Tc)$$

여기서 Tc : 공기온도(섭씨)

위 계산식에 의하면 상온일 때 공기를 매질로 전파되는 음속은 약 340m/s이 되고 이때 설정된 온도는 18℃이다.

음파와 마찬가지로 초음파도 전달속도가 온도에 따라 달라지게 된다. 이러한 현상이 발생되는 이유는 매질에서 초음파 진동은 매질을 구성하는 입자의 운동으로 전달되는데, 매질의 온도가 낮으면 움직임에 많은 에너지가 필요하고 온도가 높아지면 움직임에 적은 에너지가 필요한 것으로 보고 있다. 따라서 매질의 온도가 음파의 속도(음속)에 영향을 미치게 된다.

초음파탐상에 많이 적용되는 고체의 경우도 온도에 따라 음속이 변화하기 때문에 검사 때마다 표준시편을 이용하여 탐상기를 교정한 후에 사용한다.

7) 진폭와 음의 세기

진폭은 파의 최고점에서 최저점까지 또는 중간에서 최고점이나 중간에서 최지점까지 둘 다를 말한다. 전기전자에서 교류전압의 파형은 진동과 동일한 파형이다. 교류 파형에서 수직방향은 전압의 크기를 나타나는 축이고 수평은 시간을 나타내는 축이다.

전압의 폭을 나타내는 최고점과 최저점은 Vp-p, 중간에서 최고점과 최저점까지는 Vp로 표시한다. 여기서 진폭은 음의 세기와 같은 의미로 보면 된다.

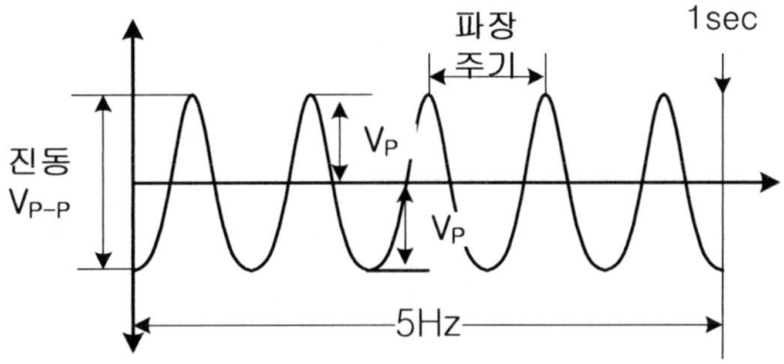

진폭

파는 다음과 같은 수식으로 표현한다.

$$p(t) = A\cos(\omega t + \theta)$$

여기서 $p(t)$: 음파, A : 음파의 진폭

cos( ) 함수는 파형을 나타내는 것으로 주파수에 따라 달라지는 파형을 표현한다. 음이 세기가 클 때는 진폭을 나타내는 A 값이 커지게 되고 음의 세기가 적을 때는 A 값이 작아지게 된다.

2. 초음파 특성

물체 내부를 검사하는데 초음파를 사용하는 이유는 초음파가 거의 대부분의 물체를 잘 투과하는 성질(매질에서 진동에너지를 옆으로 전달하는 성질)을 가지고 있기 때문이다. 그리고 초음파가 물체를 투과할 때 전달되는 진동 에너지가 한쪽 방향으로만 전달되는 지향성을 가지고 있기 때문에 감쇠가 적어 멀리까지 전달할 수 있다.

- 지향성 : 특정 한 방향으로만 전달되는 성질
- 무지향성 : 모든 방향으로 전달되는 성질

따라서 초음파는 동일 매질에서 전달될 때 진행되는 속도가 일정하고, 온도변화에 따른 속도변화가 거의 없으며, 진행되는 거리에 따라 일정하게 에너지가 감쇠하는 성질을 가지고 있다.

초음파가 대부분의 물질을 잘 투과할 수 있기 때문에 초음파를 이용한 검사를 모든 물질에 적용할 수 있다. 그리고 지향성을 가지고 있다는 것은 초음파 에너지를 원하는 방향으로 전달할 수 있기 때문에 두께가 두꺼운 경우에도 검사가 가능하게 된다.

그리고 진행거리에 따라 일정한 감쇠가 일어나기 때문에 결함에 의해 발생되는 감쇠를 감지할 수 있다. 이 때문에 반사파나 투과파의 세기변화를 통해 매질 내부의 상태를 확인하는 것이 가능하게 되고 특성은 다음과 같다.

- 지향성을 가지고 있다.
- 직진성을 가지고 있다.
- 매질이 달라지면 경계면에서 반사한다.
- 사각입사 때는 굴절과 모드변환(고체에만 해당됨)이 일어난다.
- 액체보다는 고체 내에서 잘 전파한다.
- 파장의 길이는 수 mm로 짧다.
- 초음파 전달속도는 물질의 종류에 따라 다르다.

(1) 음향 임피던스

재질에서 진동은 입자들의 움직임에 의해 이루어진다. 이때 입자가 쉽게 움직일 수 있는지 아니면 어려운지의 정도를 나타낼 때 음향 임피던스(Z : acoustic impedance)를 사용한다. 음향 임피던스가 낮을수록 진동에 의한 입자의 움직임이 쉽다는 것이고, 음향 임피던스가 높을수록 입자의 움직임이 어렵다는 것을 의미한다.

음향 임피던스는 매질의 속도(체적 속도)와 음압의 비율이나 재질의 밀도(ρ) 음속(V)의 곱으로 표현된다.

$$Z = \frac{p}{vS}$$

$$Z = \rho \times V$$

(2) 근거리 음장과 원거리 음장

진동자에서 초음파가 발생되어 진행될 때 전달되는 파는 진행거리에 따라 두 구간으로 나누어 볼 수 있다. 하나는 여러 개의 파형이 서로 중첩(겹쳐짐)되어 나타나는 구간이다. 그리고 또 하나는 하나의 파형으로 나타나는 구간이다. 이러한 현상이 생기는 이유에 대해 알아보자.

탐촉자에서 초음파를 발생시키는 진동자는 한 면으로 구성되고 면의 크기는 면적이다. D직경을 가진 원형 진동자의 면적은 $\frac{\pi}{4}D^2$으로 계산된다.

$$\text{원형 진동자 면적} = \frac{\pi}{4}D^2$$

진동자가 진동할 때 면 전체가 진동하면서 진동파를 발생시킨다. 이 순간에 발생되는 파는 하나의 파가 아니라 수많은 파가 혼합된 형태로 발생된다. 이유는 파의 발생은 진동자 면의 이루고 있는 점에서 파가 발생되기 때문이다. 면은 수많은 점으로 구성되기 때문에 면이 진동하면서 발생되는 파는 진동면을 구성하고 있는 점에서 발생된 파들이 서로 합쳐져 나타나기 때문이다.

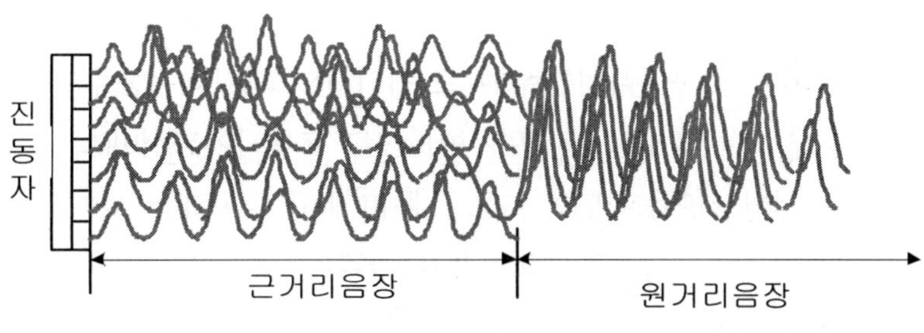

근거리 음장과 원거리 음장

이러한 현상은 진동자 바로 근처에서만 생긴다. 어느 정도 거리가 떨어지면 하나의 파로 나타나게 된다. 진동자 근처에서는 각 점 단위로 진동하면서 발생된 파가 서로 간섭하면서 진행되는데, 각각의 파들이 서로 상호 간섭을 함으로써 음의 세기(음압)는 일정하지 않고 불규칙하게 나타나게 된다.

따라서 이 구간에서 음의 세기가 무작위로 변하기 때문에 음압(음의 세기)을 측정하는 것이 의미가 없다. 하지만 어느 정도 거리가 떨어지면 면이 점으로 보이는데 이 순간 하나의 파로 보이게 되고 이 형태로 계속 진행하게 된다.

진동자로부터 불규칙한 현상이 일어나는 구간까지를 근거리 음장(near field)이라 하고, 규칙적으로 나타나는 구간부터는 원거리 음장(far field)이라 한다. 근거리 음장 구간에서는 초음파탐상이 불가능하기 때문에 근거리 음장 길이는 매우 중요한 요인이다.

참고 근거리 음장에서 초음파탐상이 불가능한 이유

근거리 음장 구간에서는 음압(음파의 세기)이 일정하지 않고 불규칙하게 변하기 때문이다. 즉, 음압이 커졌다 작아졌다 하는 현상이 무작위로 반복되기 때문에 측정하는 음의 크기를 결정할 수 없기 때문이다.

매질에 크랙이 존재한다면 크랙에 의한 반사파가 일정한 크기로 나타나야 감지할 수가 있다. 만일 근거리 음장 구간에 크랙이 있다면 전달되는 파의 크기가 불규칙하기 때문에 크랙에 의한 반사파도 불규칙하게 나타날 것이다. 이 때문에 크랙의 모양이나 형태의 판독하는데 문제가 있는 것이 아니라 존재여부 자체를 파악하기 어렵다.

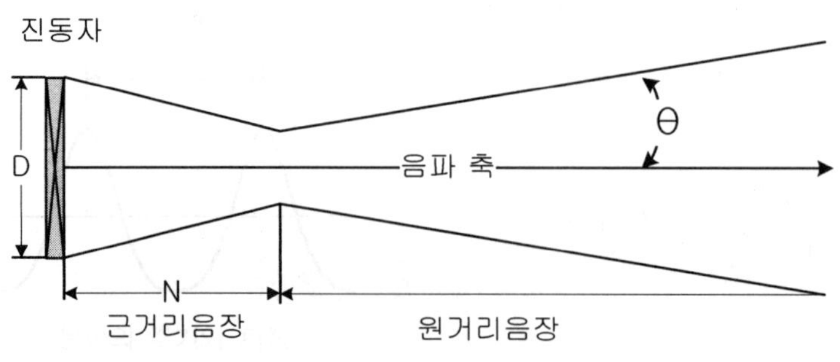

근거리 음장과 원거리 음장 구간

초음파탐상에서는 사용하는 탐촉자의 특성을 잘 알아서 근거리 음장의 길이를 잘 알고 있어야 한다. 진동면으로부터 일정 거리로 멀어지면 불규칙한 변화가 없어지는 구간이 나타나는데 이 구간부터 원거리 음장이 시작되는 구간이다.

근거리 음장에서 구간의 거리는 진동자의 크기(직경)와 사용하는 주파수 파장에 의해 결정된다.

근거리 음장의 구간 길이를 N, 진동자의 직경을 D, 발생되는 초음파의 파장의 길이를 λ이라 할 때 근거리 음장의 구간 길이를 계산하는 수식은 다음과 같다.

$$\text{근거리 음장거리}(N) = \frac{D^2 - \lambda^2}{4\lambda}$$

진동자의 직경이 2cm이고 초음파의 주파수가 4MHz일 때 위 식을 이용하면 파장은 0.15cm이다. 직경에 비해 파장의 길이가 상대적으로 아주 적기 때문에 파장을 생략하면 다음과 같이 근사식으로 표현된다.

$$N = \frac{D^2}{4\lambda}\text{(직경)}$$

탐촉자는 원형이기 때문에 원 면적을 고려하여 탐촉자의 직경은 면적으로 대처해도 된다. 이때는 다음 수식으로 표현된다.

$$N = \frac{A}{\pi\lambda}\text{(면적)}$$

이제 우리는 근거리 음장구간 길이는 탐촉자의 크기와 파장에 의해 결정된다는 것을 알았다. 따라서 초음파탐상에서 근거리 음장구간을 짧게 하려면 사용 주파수를 낮추는 방법이나 직경이 작은 탐촉자를 사용하면 된다.

진동자에서 발생되는 근거리 음장과 원거리 음장을 초음파의 음압으로 진행거리에 따라 표시해 보면 다음과 같은 그림으로 나타난다.

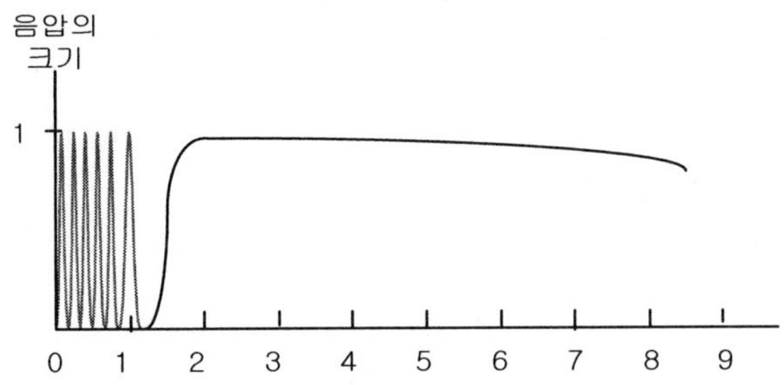

음파의 진행거리와 음압의 변화

다중음장 현상이 발생되는 근거리 음장구간에서는 서로간의 간섭으로 음압이 불규칙하게 나타남을 볼 수 있고, 원거리 음장부터는 단일음장 형태를 가지기 때문에 파의 간섭효과가 없어 진행거리에 따라 일정하게 음압이 감쇠되고 있음을 알 수 있다.

(3) 불감대

불감대는 초음파로 탐상이 불가능한 구간(깊이)을 총칭하여 말하는 것이다. 불감대의 발생요인은 2가지이다. 송수신 전환으로 인하여 발생되는 것과 근거리 음장으로 인하여 발생되는 것이다.

첫 번째 요인은 송수신 전환에 의한 요인으로 아주 짧은 기간이지만 탐촉자는 초음파를 발생시키는 동안은 수신할 수가 없다. 1진동자를 가지고 있기 때문이다. 대부분의 초음파탐상은 펄스 반사법을 사용하는데 이 방법은 아주 짧은 기간이지만 초음파를 발생하는 동안(송신)은 반사파를 수신하는 것이 불가능하다. 하나의 진동자를 가지고 초음파를 발생(송신)하고 수신하는 기능을 같이 겸하고 있기 때문에 초음파를 송신하는 동안은 수신이 불가하다.

예를 들어보면 표면 근처에 크랙이 존재한다면 초음파가 발생되면서 입사되고 초음파의 발생이 끝나기 전에 입사된 초음파에 의해 크랙에서 반사파가 반사되지만 초음파 발생이 계속 되고 있기 때문에 탐촉자는 반사파를 수신할 수가 없게 된다. 이러한 구간을 불감대라 한다. 따라서 펄스 지속기간이 짧을수록 불감대 구간은 줄어들고 펄스 지속기간이 길어질수록 불감대가 늘어나게 된다.

두 번째 요인은 앞에서 설명한 근거리 음장 때문이다. 진동자에서 초음파를 발생시키는데 진동자의 근처에서는 발생된 초음파의 세기가 일정하지 않은 구간이 존재하는데 이 구간을 근거리 음장이라 한다.

근거리 음장 구간에서는 초음파가 하나의 형태가 아니라 여러 개의 파가 다중형태로 존재하여 나타나기 때문에 이들이 서로 겹쳐지고 간섭되므로 파의 세기가 일정하지 않고 계속 변하게 된다. 따라서 이 구간 내에 크랙이 존재하면 크랙에 의해 반사파가 발생되어도 반사파 여부를 인지할 수가 없어 이 구간을 근거리 음장에 의한 불감대라 한다.

3. 초음파의 감쇠

초음파의 크기, 초음파의 세기는 같은 의미이다. 그리고 초음파의 크기나 세기는 진동 에너지를 표현한 것이다. 초음파는 매질을 통해 진행되면서 거리에 의해 진동 에너지가 서서히 줄어들게 되는데(초음파 크기, 세기가 약해지는 것을 의미) 거리가 아주 멀어지면 진동 에너지가 대부분 소멸되게 된다. 진동 에너지가 줄어드는 이유는 초음파가 매질을 통해 진행되는 동안 에너지가 손실되기 때문이다. 이를 감쇠(attenuation)라 한다.

초음파의 감쇠는 여러 가지 원인이 있지만 일반적으로 크게 진행에 의한 감쇠, 간섭에 의한 감쇠, 분산에 의한 감쇠와 같이 3가지로 구분하고 있다.

(1) 진행에 의한 감쇠

초음파가 매질을 진행하면서 진동 에너지가 줄어들게 되는데 진행거리에 따라 일정한 비율로 감쇠하게 된다. 감쇠의 원인으로는 진동 에너지가 매질에서 흡수되거나 산란되거나 분산되기 때문이다. 크랙에 의해 반사가 일어나면 반사된 에너지만큼 진행 에너지는 줄어들게 된다.

1) 흡 수

반사에 의한 에너지 감쇠를 제외하면 초음파의 감쇠원인은 흡수와 산란 그리고 분산이 있다. 그 중에서 에너지가 감쇠되는 가장 큰 원인은 흡수(absorption)이다.

초음파는 매질의 입자를 진동시키고 입자의 진동이 옆으로 전달되면서 파동의 형태로 전달된다. 이때 입자가 진동하면서 열이 발생되는데 이때 발생되는 열은 진동 에너지의 일부가 열 에너지로 변화한 것이다. 따라서 발생된 열만큼 진동 에너지는 감쇠하게 된다.

전도체나 강자성체를 매질로 하는 경우에는 열로 발생되는 손실 이외에 진동응력에 의해 손실되는 에너지도 있다. 물질을 구성하는 입자가 진동을 방해하려는 성질, 즉 안정된 상태를 유지하려는 제동현상이 일어나는데 진동응력이라 한다. 진동응력은 입자가 클수록 진동하기가 어려워지고 주파수가 높아질수록 진동이 힘들어지는 현상을 가져온다.

결론적으로 입자가 크면 진동에 필요한 에너지가 많이 필요하게 되는데 이는 에너지 흡수가 크게 되는 원인이 된다. 그리고 주파수가 높아질수록 입자의 진동수가 높아짐에 따라 열 에너지로 변환하는 정도도 커지기 때문에 손실되는 에너지가 더 증가하게 된다.

어떤 원인이든 초음파 에너지의 흡수율이 높아지면 에너지의 손실이 급격히 떨어지기 때문에 초음파의 진행거리가 짧아지고 이로 인하여 투과력이 떨어지는 원인이 된다.

2) 산 란

산란(scattering)은 여러 방향으로 흩어지는 것을 의미하며 난반사로 생각하면 된다. 초음파의 특성 중에 지향성을 가진다고 하고 이는 초음파의 진동 에너지가 한쪽 방향으로 전달되는 것을 의미한다. 이때 매질을 구성하고 있는 입자의 배열이 균일하지 않으면 한쪽 방향으로 전달되는 에너지의 일부가 여러 방향으로 흩어지는 난반사 현상이 발생된다. 손전등 불빛을 비출 때 안개나 연기가 있으면 난반사로 인해 불빛이 멀리까지 가지 못하는 현상과 비슷하다.

주철의 경우에 밀도와 탄성율이 다른 강의 입자와 탄소입자로 섞어있는 비균질 재질일 때 재질을 구성하는 각 입자들의 차이(음향 임피던스가 서로 다름)로 인해 산란이 많이 일어나게 된다.

매질이 단일 결정조직이라도 재질 내의 결정배열이 이방성을 나타내면 결정입자가 임의로 서로 다른 방향성을 갖기 때문에 전달되는 진동 에너지가 산란이 발생되어 에너지의 일부가 흩어지게 된다. 이러한 산란은 초음파 에너지를 감소시켜 초음파 진행거리에 의한 감쇠가 더 많이 일어나는 원인으로 작용하고 반사파 에너지도 줄어들게 되어 크랙을 감지하는 데 영향을 미치게 된다.

3) 반 사

초음파는 매질을 통해 진동 에너지가 진행방향으로 전달되는데 매질이 달라지면 그 경계면에서 진동 에너지의 일부나 전부가 되돌아가는 현상이 발생한다. 이를 반사라 한다.

매질의 변화는 음향 임피던스가 달라지는 것을 말한다. 매질 내부에 크랙이 있으면 크랙은 공간이나 이물질이기 때문에 매질이 달라지게 된다. 이때 달라지는 매질의 종류에 따라 음향 임피던스가 다르게 되고 두 매질간에 임피던스의 차이에 따라 많이 반사하거나 적게 반사하게 된다.

따라서 매질의 특성이 유사(음향 임피던스차가 적은 경우)하거나 매질에 존재하는 크랙이 아주 작으면 아주 적은 일부만 반사된다. 따라서 반사파의 크기는 크랙의 크기와 모양에 의해 결정된다.

(2) 간섭에 의한 감쇠

초음파는 매질을 따라 한 방향으로 직선으로 진행하는 성질을 가지고 있다. 만일 진행을 방해하는 매질이 나타나면 방해하는 매질의 끝 부분에서 회절(diffraction) 현상이 나타난다.

초음파는 빛과 같은 성질을 가지고 있다. 이는 한 방향으로 똑바로 진행하는 직진성을 의미한다. 하지만 큰 방해물이 있으면 방해물이 있는 곳은 차단되고 방해물이 끝나는 부분에서 직진으로 진행하지 않고 방해물의 끝에서 꺾이어 휘어지면서 진행하는 특성을 보이게 된다. 이를 회절이라고 한다.

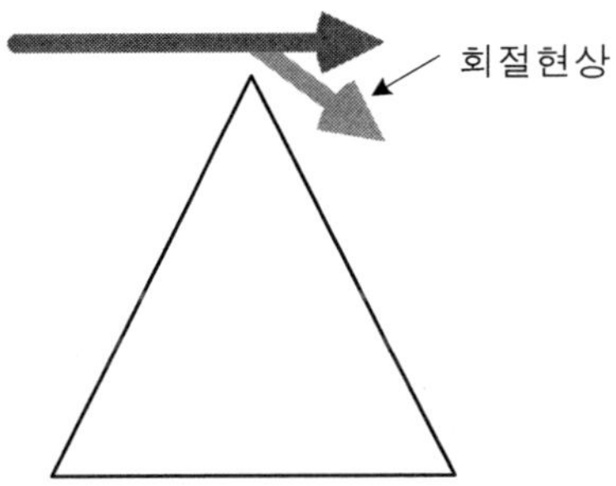

매질의 끝 부분에서 발생하는 회절

그리고 작은 공동(큰 모양의 기공) 모양의 방해물이 있으면 초음파는 공동의 끝에서 굽어지면서 휘어져 진행하게 되는데 이 또한 회절이라 한다. 이는 초음파 에너지가 분산되는 것과 같은 현상으로 감쇠의 원인이 되며 휘어져 다른 방향으로 진행하는 경우에는 그 위치에서 반사파를 수신할 수 있게 된다.

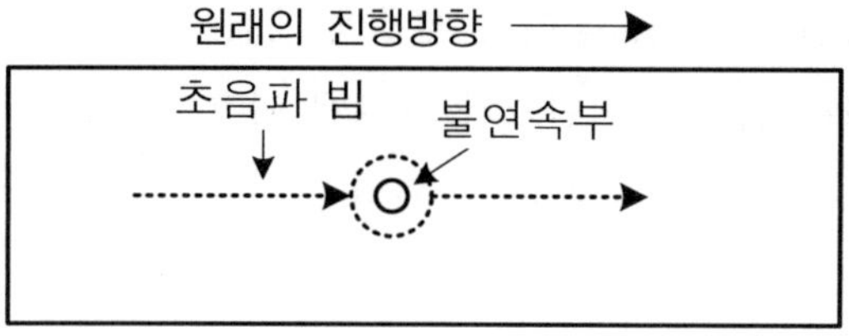

기공에 의한 회절

(3) 분산에 의한 감쇠

초음파는 지향성을 가지고 있어 한쪽으로 전달되기 때문에 초음파 빔 또는 에너지 빔이란 용어를 사용한다. 초음파 빔은 전달되면서 빔폭이 퍼지는 현상이 발생된다. 이러한 현상을 분산이라 한다.

손전등으로 불을 비출 때 거리가 가까운 곳을 비출 때 면적보다 멀리 비출 때 면적이 넓어지는 것과 동일한 현상이다. 이때 손전등 빔의 분산각을 작게 하면 빔이 집중되는데 초음파 빔에서도 동일하게 나타난다. 따라서 빔의 분산각이 크면 빔이 많이 퍼지기 때문에 빔의 에너지가 흩어져 약하게 전달되게 되고 분산각이 작으면 빔의 에너지가 집중되어 멀리까지 잘 전달되게 된다.

초음파 빔의 분산각은 진동자의 크기(D, 직경)와 사용되는 주파수에 의해 결정진다. 진동자의 직경이 크면 분산각이 작아지고 직경이 작으면 분산각이 커지게 된다.

일반적으로 빔의 분산각은 초음파 빔이 진행에 따라 흩어지는 정도를 각으로 표시한 것이다.

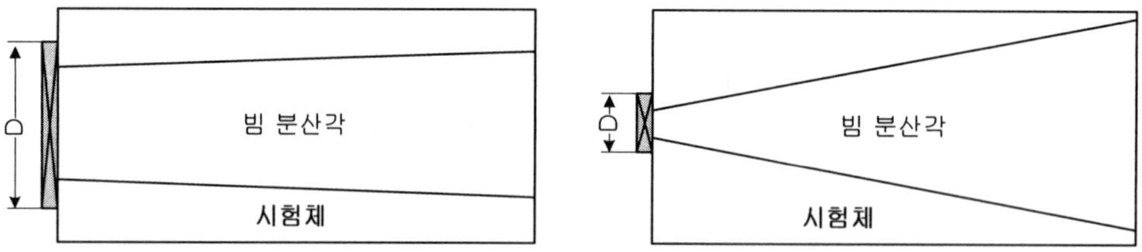

빔의 분산각

원형진동자에서 발생되는 초음파 빔의 분산각을 보면 다음 그림에서 보듯이 진동자에서 일정거리까지는 진동자 직경보다 줄어들다가 일정거리 이후부터 일정한 각으로 분산됨을 볼 수 있다. 진동자로부터 일정거리까지 줄어드는 원인은 근거리 음장 때문이다. 원거리 음장에서부터는 빔의 분산이 시작된다.

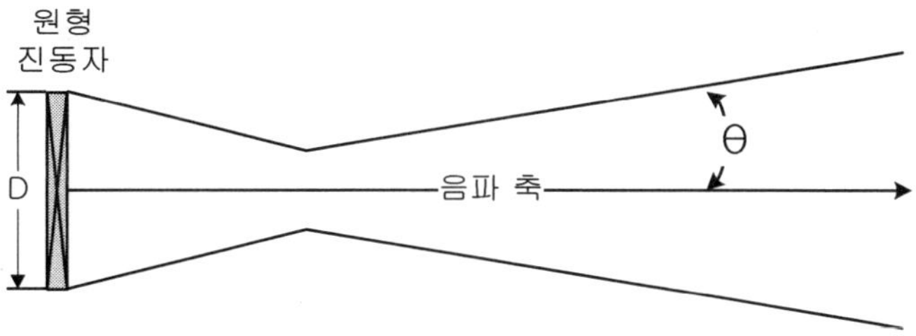

근거리음장 및 원거리 음장과 빔의 분산

원형 진동자일 때 빔의 분산각을 계산하는 수식은 다음과 같다. 수식에서 보면 분산각이 진동자의 직경에 의해 달라지는 것을 알 수 있다.

$$\theta = \sin^{-1}\left(1.22 \times \frac{\lambda}{D}\right) = 70\frac{\lambda}{D}$$

여기서 θ : 분산각, λ : 파장, D : 진동자 직경

이상에서 설명한 내용이 초음파가 매질에서 감쇠되는 요인들이다. 정리하면 초음파의 감쇠는 진행거리에 따라 일정하게 발생하는 진행에 의한 요인, 진행시에 간섭으로 인한 요인, 진행시 분산에 의한 요인이 모두 합쳐진 형태로 발생된다.

어떤 특정 거리에 음압(음의 세기)은 감쇠요인 3가지를 고려하여 다음과 같은 수식을 통해 알 수 있다.

$$P = P_o - \alpha d$$

여기서

P : 거리 d지점에서의 음압, P_o : $d=0$인 지점에서의 음압(초기음압)

α : 감쇠계수, d : 재질에서 초음파 진행거리

감쇠계수 α는 재질의 종류와 사용하는 초음파 주파수에 의해 정해진다. 주파수가 높아지면 감쇠계수도 같이 높아지기 때문에 거리에 따른 감쇠율은 매우 높게 된다. 이 의미는 두께가 두꺼운 시험체를 검사할 때는 초음파가 멀리까지 투과되어야 함으로 낮은 주파수를 사용해야 한다는 것을 말한다. 이는 감쇠가 적기 때문에 멀리까지 투과가 가능하기 때문이다.

4. 초음파와 펄스파

파가 진행할 때 입자들의 진동에 의해 간격이 좁아지거나 멀어지는 소와 밀의 형태가 반복되면서 진행하는데 이를 탄성파라 한다.

(1) 초음파

초음파탐상에서 연속파(continouse wave), 펄스파(pulse wave), 톤-버스트파(tone-burst wave)가 있다. 이는 진동이 지속되는 시간에 따라 구분한 것이다. 그리고 탄성파의 속도는 고체, 액체, 기체순으로 빠르다.

- 연속파 : 지동이 계속 연속적으로 일어나는 형태의 파
- 톤-버스트파 : 짧은 기간에 진동이 일어나는데 진동이 끝날 때 서서히 끝나는 형태의 파
- 펄스파 : 짧은 기간동안만 순간적으로 진동하는 형태의 파

펄스는 일정한 기간(짧은 기간, 구간)동안만 변화가 일어나는 형태이다.

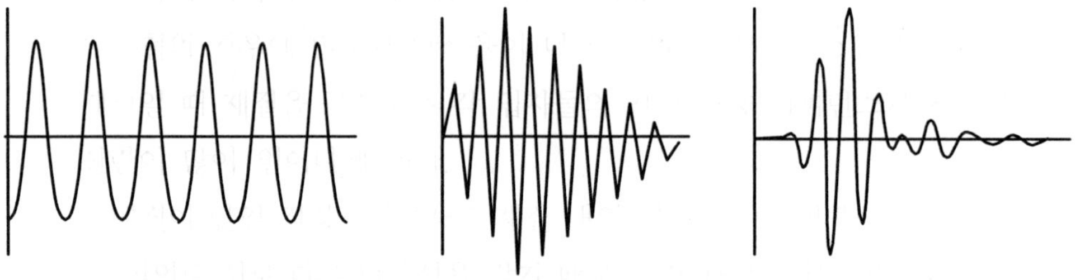

(a) 연속파 파형 (b) 톤–버스트파 파형 (c) 펄스파 파형

탄성파의 파형

(2) 펄스파 구조

초음파탐상에서 펄스파는 주기적으로 발생시켜 사용한다. 펄스파를 발생시키는 주기와 펄스파의 지속구간이 초음파탐상에 있어 중요한 변수이다. 펄스파의 반복주기는 검사 가능한 두께에 영향을 준다. 두꺼운 검사체에 아주 짧은 펄스 주기를 사용하면 발생된 펄스파가 그 다음 펄스파가 발생하기 전까지 검사체의 저면까지 갔다 올 수 있는 시간적 여유가 없어 탐상에 문제가 발생되기 때문이다. 펄스파는 발생요

소들은 다음과 같다.

- 펄스파를 발생시키는 주기는 PRP(Pulse Repetition Period)라 한다. 하나의 펄스가 발생되고 난 후에 다음 펄스가 발생하기 전까지 시간을 나타낸다. 초음파탐상에서 사용되는 펄스파 구조를 보면 다음 그림과 같이 펄스를 주기적으로 발생시켜 사용하고 있다.
- 펄스가 지속되는 구간(기간)은 PD(Pulse Duration)이다. PD 구간에서의 진동하는 주파수는 PF(Pulse Frequency)라 한다. PD는 SPL(Space Pulse Length)이라 하기도 하는데 이때는 기간이 아니라 길이를 의미한다.

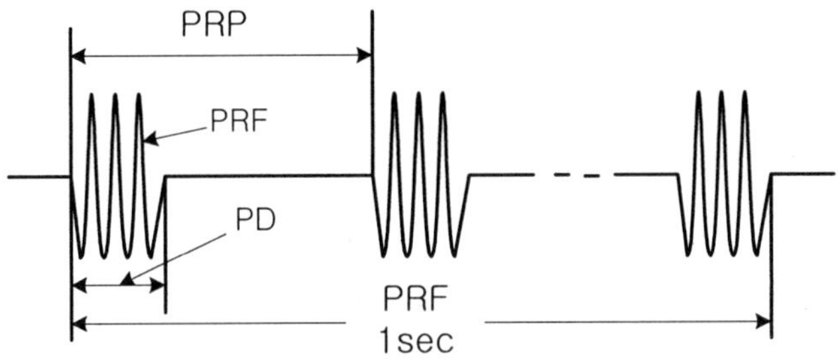

펄스파의 구조

여기서

PRF : 1초 동안 반복되는 펄스의 수, PRP : 펄스의 반복주기(길이)

PD : 펄스 지속기간, PF : 펄스 구간에서 주파수

펄스파를 이용하여 탐상하는 펄스파법은 일정한 주기마다 펄스파를 발생시키고 발생된 펄스파를 시험체에 입사시켜 내부를 탐상하는 방법이다.

펄스파 구조와 변수

	명칭	변수명	단위	계 산 식	비 고
펄스파 구조	펄스 발생횟수	PRF	[Hz]	$PRF = \frac{1}{PRP}$	1초 동안 펄스 발생횟수(주파수)
	펄스 발생주기	PRP	[s]	$PRP = \frac{1}{PRF}$	첫 펄스 발생부터 다음 펄스가 발생하기 전까지 시작할 때까지의 시간
	펄스구간	PD	[sec]	PD = 펄스 구간의 총 진동수×주기	1개의 펄스가 발생되는데 필요한 시간
	펄스 발생길이	SPL	[m] [mm]	SPL = 펄스 구간의 총 진동수 ×파장	펄스의 한 주기 내에서 펄스의 길이

1.3 초음파의 종류

매질을 통해 전달되는 초음파는 매질의 입자를 진동시키고 진동하는 에너지가 옆으로 전달하는 형태라고 설명한 바 있다. 진동 에너지가 옆으로 전달된다는 것은 옆쪽에 있는 입자들을 순차적으로 진동시키면서 점차 옆으로 전파되는 의미한다.

보통 상태에서는 매질의 입자는 평행상태로 가만히 있다. 외부의 충격(진동)을 받으면 변위를 일으키면서 진동을 하는데 이때 진동 에너지는 한쪽 방향으로 전달되면서 파가 진행(파동)하게 되는 것이다. 이때 입자가 진동하는 형태에 따라 종파, 횡파, 표면파, 판파로 구분하고 있다.

- 입자의 진동형태 : 종파, 횡파, 표면파, 판파
  이러한 입자의 진행형태는 입자를 구성하는 매질의 종류에 따라 다른 특성을 보인다. 액체에서는 횡파가 존재하지 않는다고 알려져 있다.
- 전달매질의 종류 : 기체, 고체, 액체
  입자의 진동형태에 따른 차이를 초음파의 종류라 한다.

1. 종 파

종파는 진동방향이 파의 진행방향과 같은 방향의 파를 말한다. 영어로 Longitudinal wave 또는 Compression wave 또는 L-wave라고 한다.

어떤 물체에 종파를 입사시키면 입자는 좌우로 진동하게 된다. 이때 진동 에너지는 옆으로 에너지가 전달되면서 파로 전파된다. 입자가 좌우로 진동할 때는 소와 밀의 형태가 되고 이 형태가 한쪽으로 계속 전달되는 것이다. 이때 입자의 진동방향(좌우)과 진행방향(좌에서 우)이 같은 방향을 갖는다.

만일 수직으로 종파를 입사시키면 입자는 위아래로 진동하게 되고 파는 아래쪽으로 진행하게 된다. 소와 밀의 반복은 스프링을 매달고 흔들면 스프링의 어떤 부분은 늘어나고 어떤 부분은 줄어드는 현상으로 이해하면 된다.

이러한 이유는 재료공학에서 모든 재질은 격자(lattice) 구조의 직선 형태로 원자가 배열되어 있기 때문에 격자 측면에 외부 충격(진동)이 가해지면 입자가 진동하면서 입자가 진동하는 방향으로 에너지가 전달되기 때문으로 본다.

따라서 종파는 입자의 진동방향과 파의 진행방향이 일치되면서 진행되는 파이다.

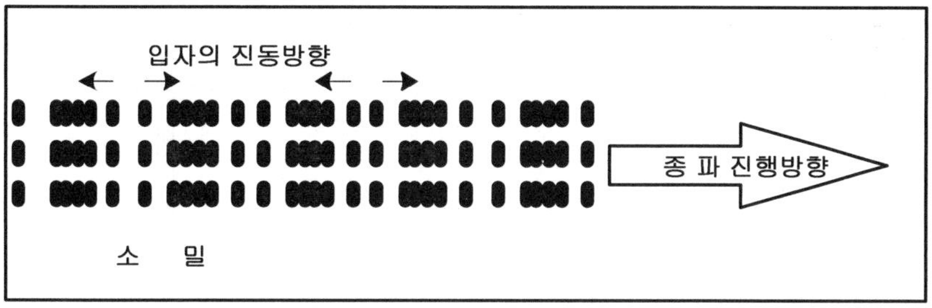

종파의 진동과 진행

종파 특성은 다음과 같다.

- 입자의 진동방향과 파의 진행방향이 같다.
- 파의 진행시 소(rarefaction)와 밀(compression)의 형태를 가지기 때문에 압축파(compression wave)라고도 한다.
- 탐촉자에서 발생되는 파이며 수직탐상에 이용된다.
- 모든 종류의 매질(고체, 액체, 기체)에 적용 가능하다.
- 강에서 음속은 5900m/s이다.

2. 횡 파

횡파는 입자의 진동방향과 진행방향이 다르다. 위에서 아래쪽으로 파가 진행된다면 입자진동은 좌우로 움직이게 된다. 진동형태가 파의 진행방향에 수직으로 움직이기 때문에 Shear wave라고도 한다.

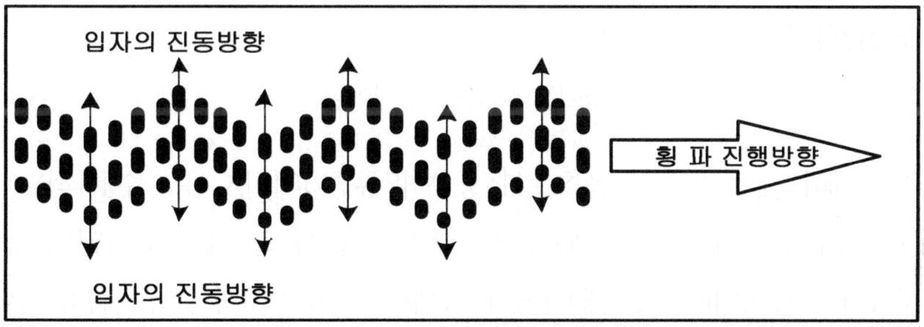

횡파의 진동과 진행

횡파는 탐촉자의 진동자에서 만들 수 없는 파이다. 탐촉자에서는 종파가 발생되지만 이를 매질에 사각으로 입사시키면 입사시에 발생되는 모드변환(입사와 반사시에 발생함)으로 인해 종파의 일부가 횡파로 변하게 된다. 따라서 사각입사를 하면 종파와 횡파가 동시에 존재하게 된다.

횡파는 고체에 사각으로 입사시킬 때 발생되나 액체나 기체에서는 발생되지 않는다. 횡파속도는 종파속도에 비해 느리다. 일부 재질에서는 횡파속도가 종파속도의 약 1/2이 되기도 한다.

강에서 종파속도는 5900m/s이고 횡파속도는 3200m/s이다. 따라서 동일 주파수를 사용한다면 횡파 파장은 종파 파장에 비해 절반정도로 짧다.

주파수가 2MHz일 때 종파와 횡파의 파장은 다음과 같다.

$$\text{종파 파장} = 5900\text{M} / 2\text{MHz} = 3.0\text{mm}$$

$$\text{횡파 파장} = 3200\text{M} / 2\text{MHz} = 1.6\text{mm}$$

음속은 주파수와 파장에 대한 관계는 다음과 같다.

$$\text{음속}(V) = \text{주파수}(f) \times \text{파장}(\lambda)$$

$$6000\text{M/s} = 3000\text{Hz} \times 2.0\text{M}$$

$$3000\text{M/s} = 3000\text{Hz} \times 1.0\text{M}$$

초음파탐상에서 파장은 검출 가능한 불연속부 크기와 밀접한 관계가 있다.

일반적으로 파장의 1/2 불연속부 검출이 가능하다. 따라서 파장이 짧을수록 미세한 불연속부를 검출이 가능하기 때문이다. 결론적으로 종파보다는 횡파일 때 더 작은 불연속부를 검출할 수 있다.

3. 표면파

매질의 표면으로만 진행하는 파를 표면파(surface wave, rayleigh wave)라 한다.

표면파가 표면을 통해 진행될 때 진행 에너지의 절반 이상은 표면파 파장의 1/4파장 이내에 존재하고 진행되는 에너지의 대부분은 한 파장 이내에 존재한다.

수치로 계산해 보면 표면파 에너지의 세기가 표면에서 100으로 측정된다면 1파장 깊이에서 에너지는 4정도로 측정된다는 것이다. 따라서 표면파는 1파장 이내에 있는 입자들이 진동하면서 진행되기 때문에 표면을 따라 진행되는 파라고 보는 것이다. 그리고 표면파는 상하나 좌우로 진동하면서 진행되는 파가 아니라 진동형태가 타원형을 그리면서 진행하는 파이다.

표면파는 매질의 표면이 진동하면서 진행되는 파이기 때문에 매질이 공기와 같은 기체 중에 있을 때만 진행이 가능해진다. 만일 매질이 액체 같은 물 속에 들어 있다면 매질의 표면이 물과 닿아 있기 때문에 표면을 통해 진행되어야 하는 파의 에너지가 물에 의해 흡수되기 때문에 표면파로 진행은 불가능하게 된다. 따라서 표면파를 이용한 탐상은 수침법으로 할 수 없다.

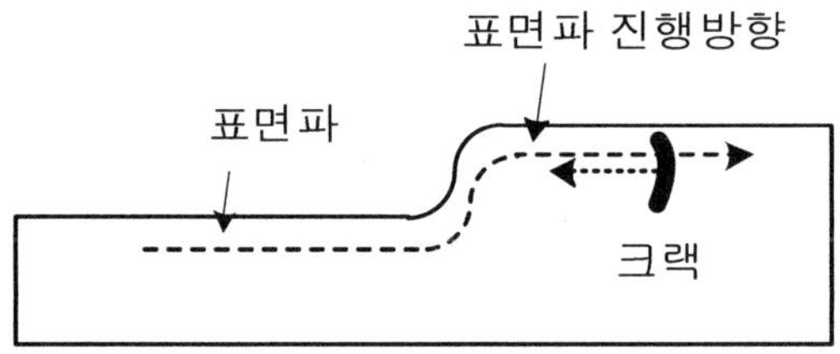

표면파 음속은 횡파 음속에 비해 90% 정도이다. 타원 형태로 진동하는 표면파는 입자의 진동형태로 인해 직선으로만 진행되는 종파나 횡파와는 달리 약간의 굽은 곡면의 굴곡을 따라 진행하는 것이 가능하다.

따라서 매질을 구성하는 모양이 모서리가 각지지 않고 완만하게 둥근 경우에는 진행이 가능하기 때문에 표면파를 이용하여 검사가 가능하다. 그리고 표면파는 한 파장 깊이로 표면을 따라 진행하기 때문에 한 파장 이내의 표면부 검사는 가능하지만 내부결함 검출은 불가능하다. 표면파 특성은 다음과 같다.

- 파의 진행형태가 타원형(입자가 종진동과 횡진동의 혼합된 움직임)이다.
- 재질의 표면을 통하여 전파하는 파이다.
- 진동 에너지는 대부분 한 파장 이내에 존재한다.
- 진동 에너지의 절반이 1/4 파장 이내에 존재한다.
- 주파수가 높을수록 음압이 표면근방에 집중되게 된다(표면 결함 검사에는 높은 주파수가 유리하다).
- 주파수가 낮을수록 음압이 표면에서 아래쪽으로 내려간다(수 mm정도이다).
- 굴곡이 날카롭지 않고 완만한 모양의 경우에는 검사가 가능하다.
- 횡파에 비해 약 90% 속도를 갖는다.

4. 판 파

아주 얇은 판재를 통해 진행되는 파를 판파(plate wave)라 한다. 진행 가능한 판재 두께는 사용되는 판파의 파장의 3배 이내일 때 판파의 진행이 가능하다. 판재 두께가 파장의 3배 이상 두껍다면 판재 전체가 진동하지 못하고 표면만 진동하여 진행되는 표면파가 된다. 판파는 얇은 두께의 재질 전체가 진동하면서 진행되는 파이기 때문이다.

반대로 표면파를 판재 두께가 사용된 주파수 파장에 비해 3파장 이하에서 진행된다면 이때는 표면파가 아니라 판파 형태로 진행된다.

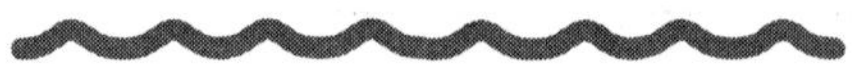

판 파

판파는 판파 이론이 Horace Lamb에 의해 제안되었기 때문에 제안자의 이름을 따서 램파(lamb wave)라고도 한다.

파의 진행시 판재의 진동 모양이 판을 중심을 기준으로 상호 대칭으로 진동하는 경우와 비대칭으로 진동하는 경우가 있는데 대칭으로 진동하면 대칭(symmetrical)형 판파, 비대칭으로 진동하면 비대칭(asymmetrical) 판파로 구분한다.

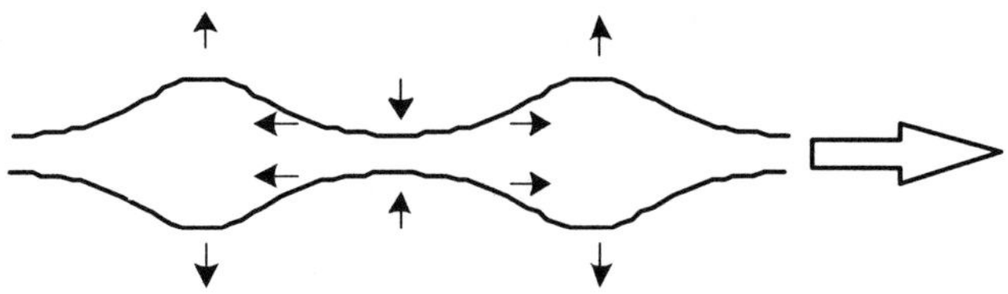

(a) 대칭 모드

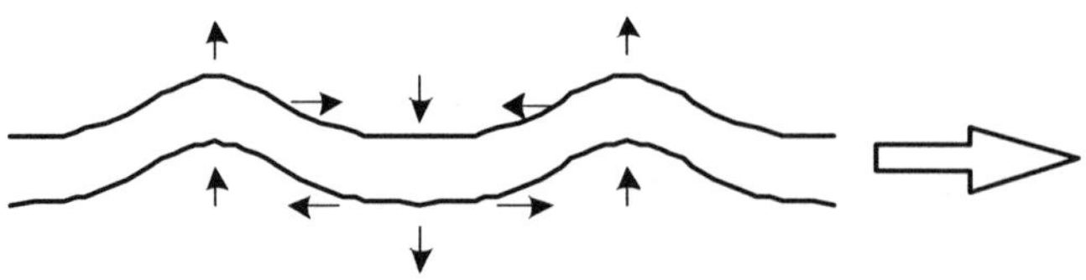

(b) 비대칭 모드

대칭형 판파와 비대칭형 판파

판파 특성은 다음과 같다.

- 판파는 Lamb wave(램파) 또는 유도초음파라고도 한다.
- 3파장 이내의 얇은 두께의 재질에서만 전달이 가능하다.
- 파의 진행이 복합된 진동형태로 구성된다.
- 속도가 주파수에 따라 변화되기 때문에 분산파라고도 한다.
- 대칭파와 비대칭파로 구분된다(대칭파와 비대칭파는 입자의 진동형태가 다르다).

강재(鋼材)를 압연할 때 가하는 열의 온도에 따라 냉간압연강재 · 열간압연강재로 구분하고, 제조하는 형상에 따라 궤조강(rail강), 강판(板), 강관(管)이라 한다.

판모양으로 압연한 것을 강판이라고 한다. 강판의 두께가 3mm 이상인 것을 후판, 3mm 이하인 것을 박판이라고 한다.

- 강판(鋼板)의 절단 규격 : 폭(913mm), 길이(1,829mm～3,658mm)이다.
- 열간 압연한 그대로 절단해 놓은 것을 열간 압연박판이라 한다.
- 열간 압연 후 냉간 압연(cold strip mill)하면 냉간 압연박판이라 한다.
- 박판의 일종으로 스트립밀로 냉간 압연하여 코일 모양으로 감은 것을 광폭 띠강이라 하고 광폭 띠강은 일반적으로 폭이 500mm 이상, 길이는 1,000m 이상이다.
- 열간 압연한 것은 열간 코일 또는 열간 압연 광폭 띠강이라 한다.
- 냉간 압연한 것은 냉간 압연 광폭 띠강이라 한다.
- 열간 압연박판은 드럼통 · 농기구 · 요리용 냄비 등에 사용한다.
- 냉간 압연박판은 자동차나 전기기구 등의 외부 판에 사용된다.

1.4 입사와 반사

1. 입 사

탐촉자에서 발생된 초음파를 매질(시험체, 검사체)로 전달시키는 것을 입사라고 한다. 입사되는 초음파는 매질의 표면에서 가장 크게 반사되는데 이를 줄이기 위해 접촉매질을 사용한다. 입사방법에는 수직입사와 사각입사가 있다.

- 수직입사는 시험체(매질)에 수직(0°)으로 입사하는 방법이다.
  탐촉자에서 발생되는 파는 종파이다. 이를 매질 표면에 수직방향으로 입사시키면 매질 내에 종파형태로 초음파가 진행되게 된다. 따라서 수직탐상은 종파탐상이라 한다.
- 사각입사는 특정 경사각으로 비스듬하게 초음파를 입사하는 것을 말한다.
  탐촉자에서 발생되는 파는 종파이지만 사각입사시에는 종파의 일부가 횡파로 바뀌는 현상이 발생한다. 따라서 사각입사시에는 매질 내부에 종파와 횡파가 동시에 존재하게 된다.

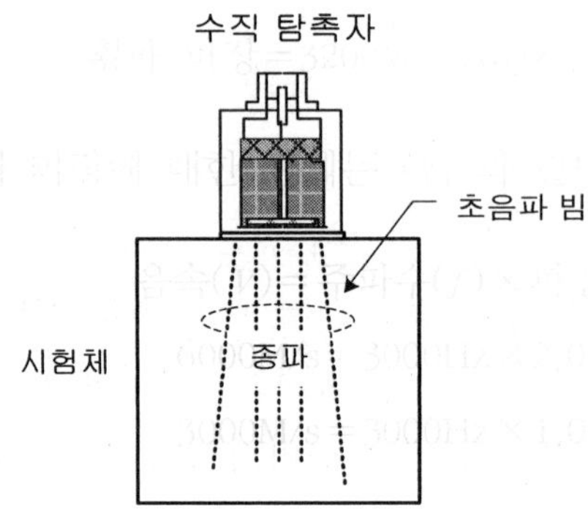

수직입사

사각입사시에는 굴절로 인해 실제 입사되는 각도보다 더 꺾이는 현상이 발생된다. 그리고 종파의 굴절각이 횡파 굴절각보다 더 크기 때문에 입사각이 특정각 이상이 되면 굴절종파는 90°가 되게 된다. 이때의 특정각을 제1임계각이라 한다.

횡파탐상은 대부분 제1임계각 이상을 사용한다. 제1임계각 이상이 되면 굴절된 종파가 90°가 되어 표면파가 되기 때문에 시험체 내부에는 횡파만 존재하게 되어 사각탐상은 횡파탐상이 된다.

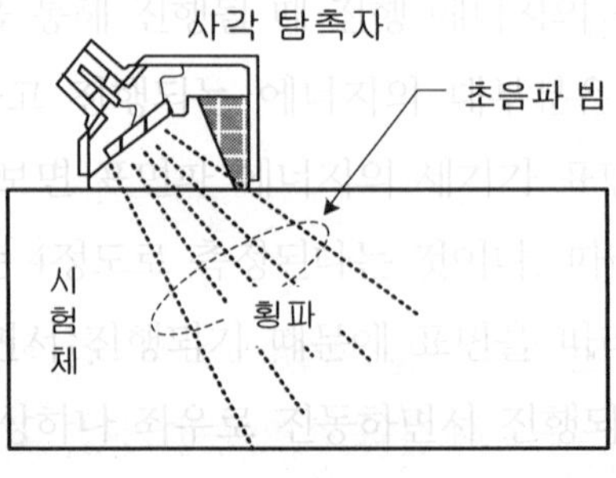

사각입사

사각탐상은 일반적으로 제1임계각 이상을 사용하고 경사각은 탐촉자 위면에 기록되어 있다. 보통 45°, 60°, 75°를 많이 사용한다.

2. 반 사

초음파는 진행하는 중에 매질이 달라지면 그 경계면에서 초음파 에너지의 일부는 반사하고 일부는 투과하게 된다. 반사하는 정도는 매질이 가지는 음향 임피던스의 차에 의해 정해진다. 두 매질 간에 음향 임피던스 차가 클수록 반사가 많이 일어나고 차가 적을수록 반사가 적게 일어난다.

수직입사로 초음파가 진행될 때는 매질이 달라지면 그 경계면에서 일부가 입사한 방향으로 되돌아가는 반사가 일어난다. 반사된 에너지를 제외한 나머지는 계속 진행(투과)하게 된다. 반사되는 정도는 매질이 달라지는 매질 1과 매질 2가 가지는 음향 임피던스에 의해 정해진다. 입사파와 반사파 그리고 투과파의 형태(종류)는 바뀌지 않기 때문에 모두 종파이다.

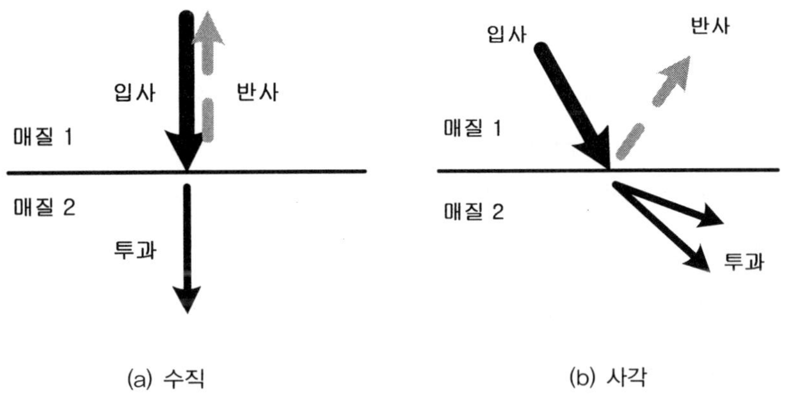

반사와 투과

사각입사는 수직입사와는 달리 복잡한 양상을 가진다. 사각입사에서 발생되는 모드변환과 굴절 때문이다. 모드변환은 매질이 달라지는 경계면에서 나타나는데 이는 매질의 종류가 달라지기 때문이다. 모드변환이란 경계면에서 투과되는 파의 일부가 다른 파로 바뀌는 현상을 말한다.

투과되는 파의 각은 굴절로 인해 실제 입사 때의 각보다 더 꺾기게 된다. 굴절되는 정도는 두 매질이 갖는 음속에 의해 정해진다. 매질에 따른 음속을 알고 있으면 정확한 투과각(투과파 굴절각)을 계산할 수 있다.

반사는 매질이 달라지는 경계면(불연속부)에서 항상 발생한다. 수직탐상에서 매질이 달라지는 곳은 시험체 표면, 크랙 그리고 시험체 저면이다. 따라서 반사파는 표면에서 반사되는 표면 반사파, 크랙이 존재하는 경우에 반사되는 크랙 반사파 그리고 시험체 저면에서 반사하는 저면 반사파로 구분할 수 있다.

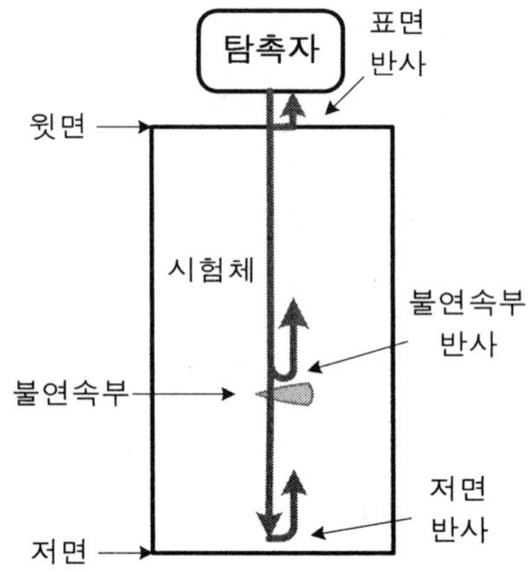

수직탐상에서 반사

이 중에서 표면에서 일어나는 표면 반사파가 가장 크게 나타난다. 탐촉자에서 발생한 초음파가 입사되기 전에 바로 반사되기 때문이다. 그리고 저면에서 반사되는 반사파가 두 번째 크기를 가진다. 크랙은 보통 크기가 작기 때문에 일어나는 반사파 중에서 가장 작게 나타난다.

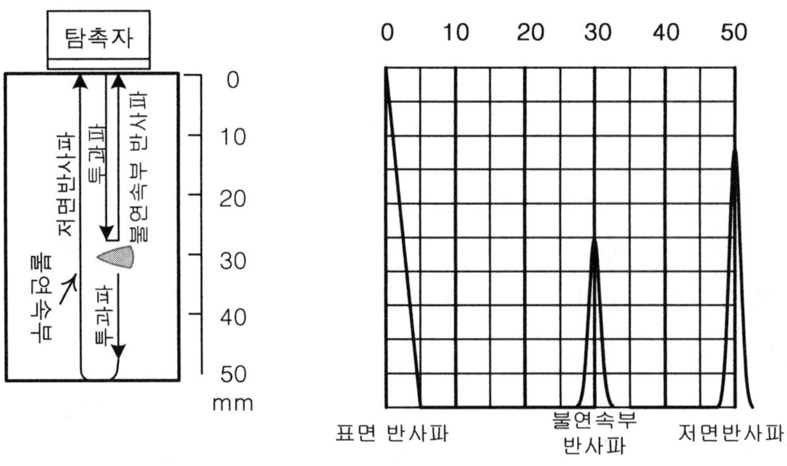

수직탐상에서 반사파 크기

크랙이 있음에도 불구하고 저면 반사파가 크게 나타나는 것은 일반적으로 크랙 크기가 작기 때문이다. 만일 크랙 크기가 손가락정도만 되어도 크랙 반사파가 두 번째 크기를 가지게 되고 저면 반사파는 거의 보이지 않게 된다.

사각탐상에서 매질의 경계면은 시험체 표면, 크랙(불연속부), 시험체 저면이 해당된다. 그러나 탐촉자에 수신되는 반사파는 표면 반사파와 크랙 반사파 둘만 나타난다.

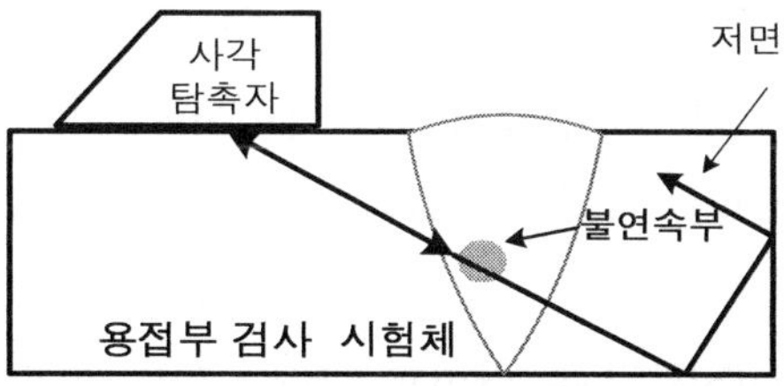

사각탐상에서 반사

저면에서도 반사가 일어나지만 반사파의 방향이 탐촉자 방향으로 돌아오지 않고 다른 방향으로 꺾여 진행되다가 소멸되기 때문에 탐촉자에서 이를 수신할 수가 없기 때문이다.

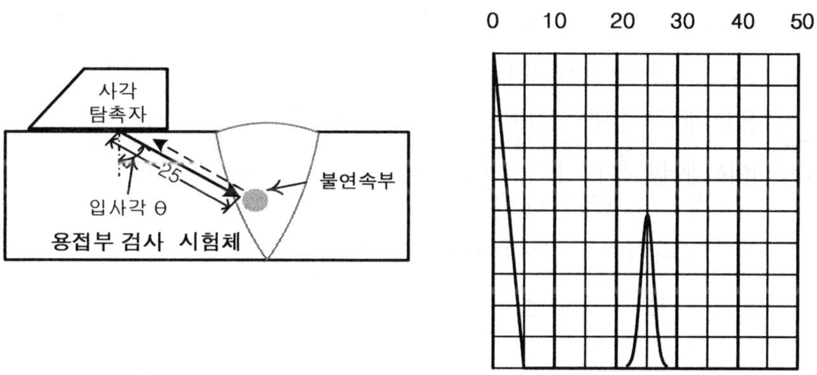

사각탐상에서 반사파

3. 사각입사와 모드변환

사각입사는 경사지게 초음파를 입사시키는 것을 말한다. 이때 투과되는 각(투과각)은 매질의 특성에 따라 정해진다. 이유는 굴절 때문인데 굴절이 많이 일어나거나 적게 일어날 때가 있기 때문이다. 굴절이란 투과되면서 각이 더 꺾이게 되는 현상을 말한다.

따라서 투과된 파가 진행될 때의 각은 입사되는 각보다 크게 된다.

탐촉자에서 제시된 각을 입사각이라고 하는데 이때 입사각은 강재에서 입사되어 진행되는 굴절각을 표시한 것이다.

일반적으로 입사각이라 하면 굴절된 진행되는 투과각을 의미한다. 따라서 입사각과 투과각을 같은 의미로 생각하면 된다.

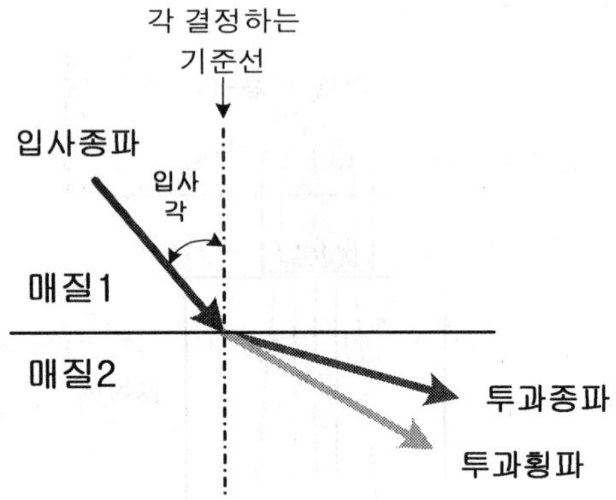

사각입사와 기준각

(1) 모드변환

종파는 파의 진행방향과 동일한 방향으로 진동하면서 진행되는 파의 형태이다. 이러한 종파가 진행하다가 새로운 매질을 경사지게 만나면 그 매질의 경계면에 일부는 반사하고 나머지는 투과하게 된다. 이때 종파의 일부가 횡파로 바뀌는 현상(입사파가 종파일 때)이 일어난다. 이를 모드변환(mode conversion) 또는 파형변환(형변환)이라 한다.

참고 모드변환

투과나 반사될 때 파의 일부가 다른 파로 종류가 바뀌는 현상

모드변환은 기체와 액체 매질에서는 일어나지 않고 고체 매질에서만 일어난다. 따라서 액체에서 고체로 입사될 때 반사파의 경우에는 액체 매질이기 때문에 모드변환이

일어나지 않지만 투과파의 경우에는 매질이 고체이기 때문에 모드변환이 일어난다.

고체에서 고체로 입사될 때는 반사파의 경우에도 매질이 고체이고 투과파도 매질이 고체이기 때문에 모드변환이 일어난다. 모드변환이 일어나면 입사되는 종파의 일부가 횡파로 바뀌게 되어 매질 내에서 진행되는 파는 종파와 횡파가 모두 존재하게 된다. 이때 횡파는 종파에 비해 속도가 느리기 때문에 종파에 비해 적은 굴절각을 가지게 된다.

모드변환과 함께 발생하는 굴절은 반사나 투과되는 각에 영향을 주기 때문에 모드변환과 굴절에 대한 이해를 함께 할 필요가 있다.

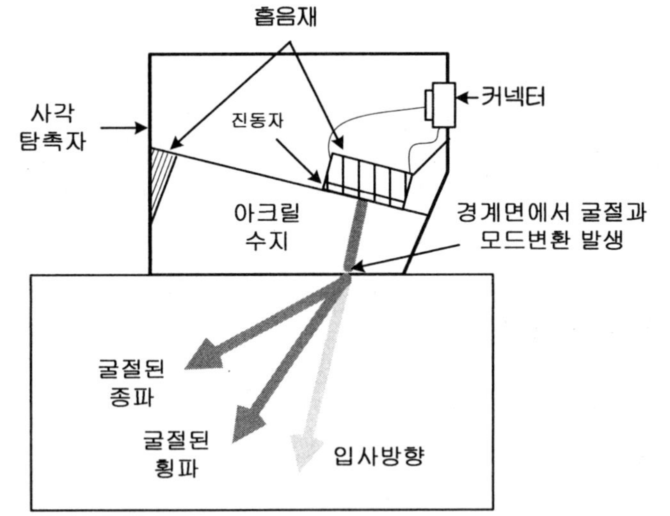

모드변환과 굴절

철판으로 제작된 시험체 내부로 다음과 같이 사각입사 되었을 때 파의 진행형태를 살펴보자. 매질을 진행하는 투과파는 저면에서 1차 반사되고, 그리고 다시 표면에서 2차 반사 그리고 3차 4차 계속 반사하게 된다. 종파가 반사될 때는 횡파가 발생되고 횡파가 반사될 때는 종파가 발생되는데, 종파는 종파와 횡파로 횡파는 다시 횡파와 종파로 모드변환이 계속 반복되기 때문에 무수히 많은 파가 혼재되어 아주 복잡하게 파들이 섞이게 된다.

한편 사각탐상은 보통 종파를 표면파로 만들고 횡파를 이용하여 탐상하는 방법이 일반적이지만 종파와 횡파가 동시에 존재하게 한다면 횡파의 음속은 종파의 음속에 비해 절반정도로 느리기 때문에 속도가 빠른 종파를 먼저 수신할 수 있어 사각입사로 종파탐상을 하는 것이 가능하다.

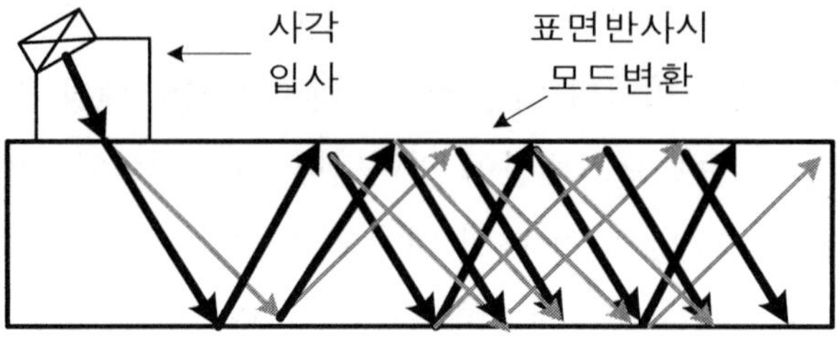

사각입사시 모드변환

(2) 스넬의 법칙과 임계각

매질의 경계면에 사각입사에 의해 투과될 때 투과되는 각은 굴절에 의해 더 많이 꺾여서 진행하게 된다. 이때 투과되어 진행되는 각을 투과각 또는 굴절각이라 한다고 하였다. 굴절각은 입사시 두 매질의 음속 차에 의해 결정되는데 Snell이 발견하였기에 스넬(Snell)의 법칙이라 한다. 스넬의 법칙은 다음과 같다.

$$\frac{\sin\alpha}{\sin\beta} = \frac{V_1}{V_2}$$

여기서 α : 입사각(실제 입사각), β : 굴절각
V_1 : 매질 1의 음속, V_2 : 매질 2의 음속

반사와 투과때 각은 두 매질에 따라 다르다고 한다. 먼저 다음 그림과 같이 액체에서 고체로 입사되는 경우에 반사파는 액체에서 일어나기 때문에서 모드변환이 발생하지 않는다. 따라서 입사된 종파 그대로 종파로 반사된다. 반사되는 각은 동일 매질이기 때문에 음속이 같아서 입사각과 동일하게 반사하게 된다.

투과파는 고체로 투과되기 때문에 모드변환이 발생하게 되고 입사되는 매질의 음속과 투과되는 매질의 음속이 다르기 때문에 굴절현상도 같이 일어난다. 이 경우에 투과되는 파는 굴절횡파와 굴절종파로 두 가지 파가 동시에 존재하게 되는 것이다. 그리고 굴절각은 매질로 사용된 액체에서와 고체에서의 음속을 고려하여 계산하면 구해진다.

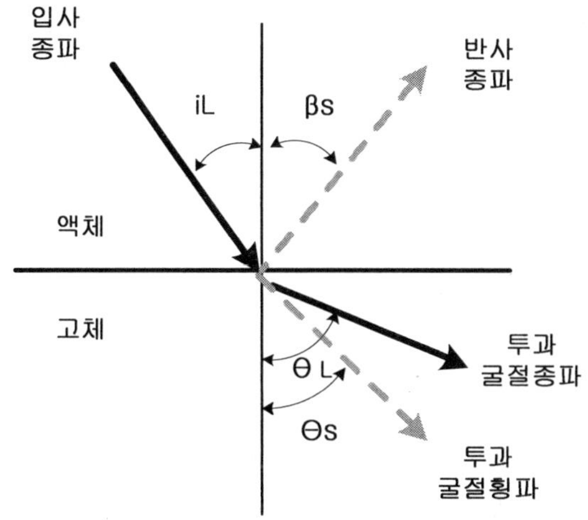

액체에서 고체매질로 입사시 굴절과 모드변환

여기서 i_L : 입사종파각, β_S : 반사종파각, θ_L : 투과종파각, θ_S : 투과횡파각

두 번째 고체에서 고체로 입사할 때는 반사와 투과에서 모드변환이 모두 발생된다. 반사파도 고체매질로 진행되고 투과파도 고체매질로 진행되기 때문이다. 따라서 반사횡파와 반사종파 그리고 투과횡파와 투과종파 모두 존재하게 된다.

이때 반사종파각은 입사파와 같은 고체 매질이기 때문에서 스넬의 계산식에 의하면 입사각과 동일하게 된다. 그리고 반사횡파각은 횡파의 음속이 종파의 음속보다 느리기 때문에 입사각보다 작은 각을 가지게 된다.

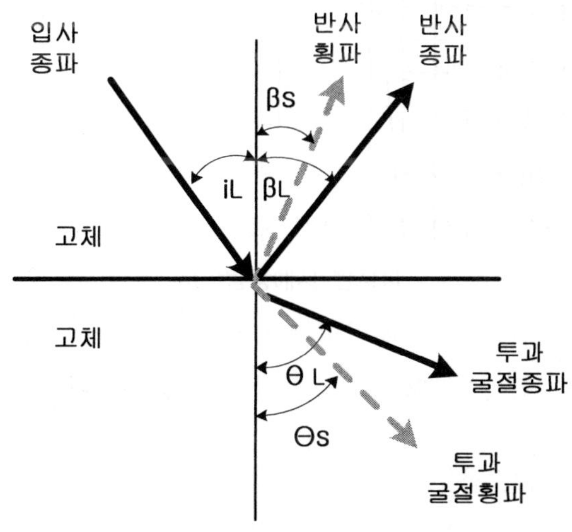

고체에서 고체매질로 입사시 굴절과 모드변환

투과파의 굴절횡파각과 굴절종파각은 입사파의 매질과 다른 매질이기 때문에 입사각과 다른 각을 가지게 된다. 굴절횡파각도 횡파의 음속이 종파의 음속보다 느리기 때문에 굴절종파각보다 작은 각을 가지게 된다.

스넬의 법칙에 의하면 두 매질의 음속의 차에 의해 굴절각이 결정되는데 음속의 차가 4배정도라 가정할 때 입사각이 20°이면 종파 굴절각은 80°가 된다.

수직을 기준으로 할 때 최대 굴절각은 90°가 된다. 90°가 되는 순간부터 표면파가 되기 때문에 90도 이상의 각은 존재할 수가 없다. 이를 임계각(critical angle)이라 한다. 따라서 22.5°가 되는 순간 굴절종파각은 90°가 되는데 이때 입사각이라 한다.

1) 제1임계각

종파의 굴절각이 90°가 되는 입사각을 제1임계각(first critical angle)이라 한다. 제1임계각은 Snell의 법칙을 이용하여 다음과 같이 구할 수 있다.

$$\mathrm{Sin}\beta = \mathrm{Sin}\ 90^\circ = 1$$

$$\sin\alpha = \frac{V_1}{V_2} = \sin^{-1}\left(\frac{V_1}{V_2}\right)$$

여기서 V_1, V_2 : 종파의 음속

입사각이 제1임계각 이상이 되면 굴절종파는 90°가 되어 표면으로 진행하게 된다. 그리고 종파굴절각을 90°로 만들면 입사된 종파는 표면파가 되어 표면을 따라 진행된다. 사각탐촉자는 구조상 표면파를 잘 수신할 수 없다. 그리고 매질 내에 투과되는 파는 투과된 굴절횡파만 남게 된다. 따라서 표면파가 된 굴절종파는 탐촉자에 영향을 주기 않기 때문에 무시하고 굴절횡파(투과횡파)만 시험체 내부를 진행하게 되고 크랙이 존재하면 크랙에서 반사되므로 이 반사파를 탐촉자에서 수신하므로 사각탐상이 가능하게 된다.

이상의 사각탐촉자를 이용하여 탐상하는 사각탐상은 굴절횡파를 이용하여 탐상하기 때문에 횡파탐상이 된다. 횡파의 음속이 종파 음속의 절반이라 가정할 때 굴절횡파각은 굴절종파각의 절반 정도가 되기 때문에 입사각이 제1임계각이 될 때 굴절횡파각은 대략 45°가 된다.

여기서 입사각을 점점 증가시키면 굴절횡파각도 점점 커지게 된다. 입사각을 계속 증가시키면 굴절횡파각도 90°가 되는 순간이 되는데 이때 입사각을 제2임계각이라 한다.

제2임계각이 되면 굴절횡파각도 90°가 되어 표면으로 진행되기 때문에 표면파가 된다. 따라서 제2임계각 이상이 되면 매질내부로 진행되는 파는 존재하지 않는다. 이때는 표면파만 존재하기 때문에 특수한 환경에서 표면파를 이용한 탐상으로 이 방법을 이용하기도 한다.

2) 제2임계각

굴절횡파각이 90°가 되는 입사각으로 매질 내부에는 어떠한 파도 존재하지 않고 표면파만 존재하게 된다.

스넬의 법칙을 이용하여 제2임계각을 계산하면 다음과 같다.

$$\text{Sin}\beta = \text{Sin } 90^\circ = 1(\text{횡파굴절각})$$

$$\sin\alpha = \frac{V_1}{V_2}$$

$$\alpha = \sin^{-1}\left(\frac{V_1}{V_2}\right)$$

여기서 V_1 : 종파의 음속, V_2 : 횡파의 음속

식에서 주어진 α 값이 제2임계각이다.

1.5 탐촉자와 주사방법

1. 탐촉자 구분과 종류

탐촉자는 수직용과 사각용으로 구분된다. 수직용은 수직방향으로 초음파를 입사시키기 때문에 수직탐촉자라 하고 사각용은 경사지게 특정 각도로 입사시키기 때문에 사각탐촉자라 한다. 탐촉자의 구조는 제작사에 따라 조금씩 다르지만 기본 형태

는 동일하다. 수직탐촉자 구조를 보면 외부 케이스와 내부장치로 구분해 볼 수 있다.

외부 충격을 대비하여 제작된 외부 케이스는 단단한 알루미늄 등의 강한 재질로 만들어지기 때문에 아주 튼튼하다. 내부장치에는 초음파를 발생시키는 진동자, 불필요한 파를 흡수하는 흡음재, 진동자를 보호하는 보호막 등으로 구성되어 있다.

탐촉자에 보호막을 부착시키면 보호막으로 인하여 감도와 분해능이 약간 저하되지만 현장에서는 사용시 발생되는 충격으로부터 고가의 탐촉자를 보호하기 위해 보호막이 있는 것을 주로 사용하는 편이다.

특수한 탐촉자에는 송신이나 수신을 지연시키는 지연재가 부착하는 경우도 있다.

외부 케이스 상단에는 탐상기와 연결을 위한 접속단자(커넥터)가 있으며 이 단자는 진동자와 전선으로 연결되어 있다.

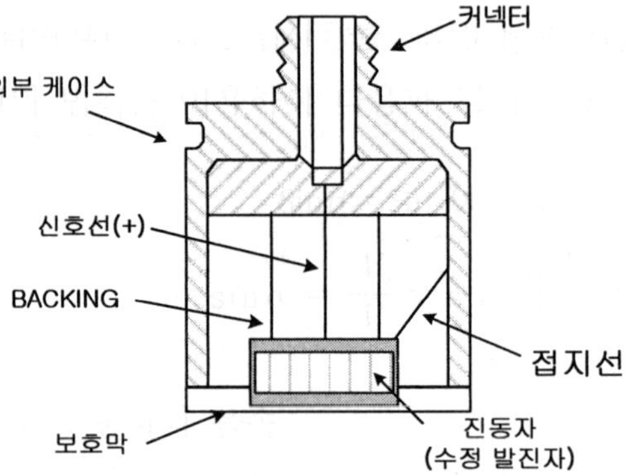

수직탐촉자 구조

사각탐촉자는 수직탐촉자와 같이 강한 재질의 외부 케이스로 가지고 있다. 내부를 보면 진동자를 사각입사시키기 위해 특정각으로 경사지게 배치하고 있다. 남는 빈 공간은 초음파가 통과되기 쉬운 아크릴 수지로 채워진다.

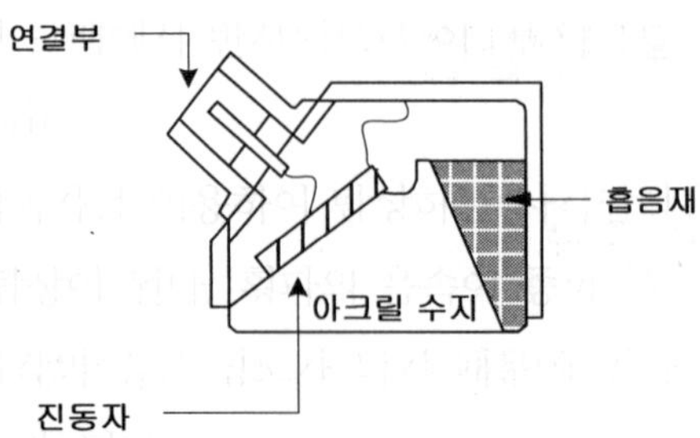

사각탐촉자 구조

외부 연결을 위한 단자는 진동자와 전선으로 연결된다. 그리고 연결부 반대쪽에는 흡음재가 부착되어 있다. 흡음재는 사각으로 입사되는 초음파가 탐촉자 내부에서 반사되지 않도록 차단하는 역할을 한다. 대다수의 사각탐촉자는 고정각을 가지고 있으나 일부는 각을 가변시킬 수 있는 가변 사각탐촉자도 있다.

탐촉자는 종류를 나타내는 표식법이 있다. 제작사마다 고유의 방법으로 종류별로 분류하고 검사원이 쉽게 알아볼 수 있도록 되어 있다.

다음 표는 한국산업규격에서 탐촉자의 종류에 대한 표시법을 규정한 것이다.

한국산업규격에서의 탐촉자 표시방법

순서	내 용	상세 내용
1	주파수	수치 그대로 표시함 [MHz]
2	진동자 재료	Q : 수정 L : 황산리튬 B : 티탄산바륨계 자기 Z : 지르콘 · 티탄산납계 자기 C : 압전자기(B, Z 해당은 제외함)
3	진동자 크기	원판 : 지름으로 표시 [mm] 각판 : 높이×너비[mm]
4	형 식	N : 수직 , A : 경사각 VA : 가변각 I : 수침, W : 타이어 S : 표면파
5	굴절각	경사 입사로 굴절되어 진행되는 각

2. 수직탐촉자

수직탐촉자는 직접 접촉용과 국부수침용, 수침용, 기타용으로 구분된다.

직접 접촉용으로 사용되는 수직탐촉자는 사용되는 파의 종류로 구분되는 종파용 탐촉자와 횡파용 탐촉자가 있다. 대부분 수직탐촉자는 종파용이다. 이와는 별도로 탐촉자에 들어 있는 진동자수에 따라 1 진동자와 2 진동자 탐촉자가 있다.

하나의 진동자가 가지고 송수신을 겸용으로 사용하는 경우는 1 진동자용 탐촉자 그리고 2개의 진동자를 가지고 송수신을 별도로 분리하여 사용하는 경우는 2 진동자용 탐촉자라 한다.

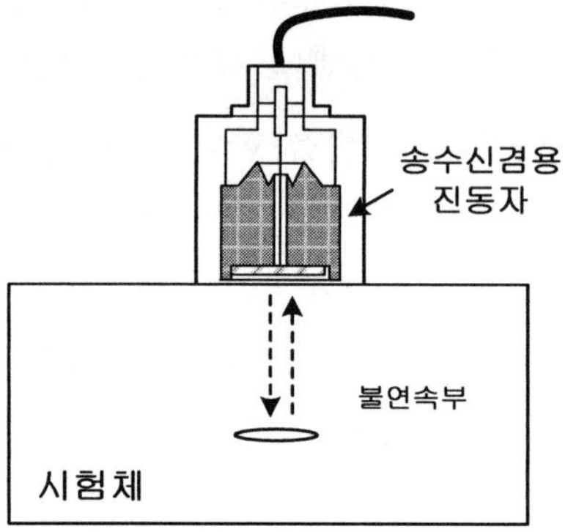

단일 진동자를 가지는 표준용 수직탐촉자

(1) 종파용 수직탐촉자

종파를 수직으로 입사시킬 때 사용되는 탐촉자이고 초음파 빔이 수직으로 입사된다.

(2) 횡파용 수직탐촉자

초음파 빔을 경사지게 입사시켜 모드변환으로 횡파를 만들고 만들어진 횡파가 횡파가 수직으로 입사되도록 제작된 탐촉자이고 특수한 경우에만 사용된다.

(3) 수침용 탐촉자

탐촉자를 물 속에 넣어서 사용하는 수침법에 이용된다. 물 속에서 사용되기 때문에 방수형 구조를 가지고 있다. 탐촉자의 진동면이 물과 음향 결합이 잘 이루어지도록 전면이 코팅(coating)되어 있고 자동 탐상 장치로 이용된다. 수침법이라 시험체 표면이 곡면인 경우에도 사용할 수 있다.

(4) 2 진동자용 수직탐촉자

한 탐촉자에 2개의 진동자가 들어있는 2 진동자용 탐촉자를 이중 탐촉자라고도 한다. 2개의 진동자 중에서 하나는 초음파를 발생시키는 용도로 사용되고 다른 하나는 초음파를 수신하는 용도로 사용한다.

일반적으로 진동자 한 개가 들어 있는 탐촉자는 하나의 진동자로 송신(초음파발생)과 수신(초음파감지)을 겸하여 사용하지만 이중 진동자를 가지는 탐촉자는 송신용 진동자와 수신용 진동자가 별도로 구분하여 사용된다.

이중 진동자는 두 진동자를 격벽으로 분리하고 서로간의 영향을 최소화 되도록 제작되어 있다. 그리고 사용목적에 따라 진동자의 배치구조를 평행하게 배치하는 구조와 경사지게 배치하는 구조가 있다. 두 진동자를 서로 경사지게 구성되는 경우에는 초음파 빔축이 서로 X형태로 교차되는 교차점이 생기는데 이 교차점 영역에서는 탐상효과가 우수하다고 알려져 있다. 그리고 이중 진동자를 사용하면 송신과 수신이 분리되기 때문에 송신과 수신이 동시에 가능하여 송수절환에 의한 불감대(dead zone)가 발생하지 않는다. 이 방식은 근거리 결함의 검출이나 두께측정에 사용되고 있다.

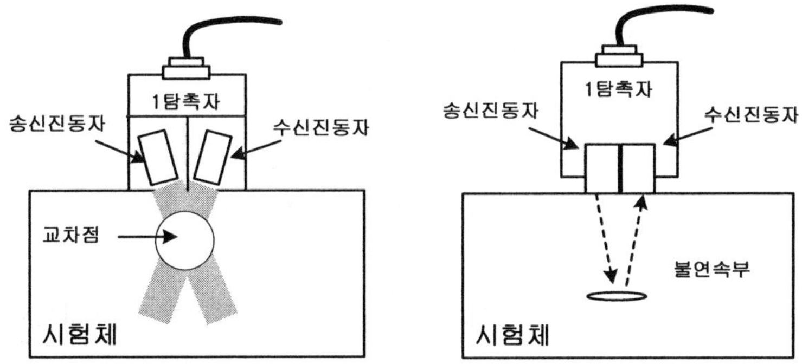

(a) 경사지게 배치한 구조　　(b) 평행하게 배치한 구조

이중 진동자를 갖는 수직탐촉자

(5) 광대역형 탐촉자(고분해능 탐촉자)

광대역형 탐촉자는 아주 낮은 주파수부터 높은 주파수까지 폭넓은 주파수대를 사용할 수 있기 때문에 광대역형이라 한다. 주파수가 아주 낮은 경우에는 반사파의 폭이 짧고 분해능이 좋기 때문에 고분해능 탐촉자로 불리기도 한다. 이 탐촉자는 매질에서 입자가 진동할 때 발생하는 산란파나 노이즈가 적기 때문에 S/N비가 높다.

입자가 조밀한 재료나 박판일 때 그리고 인접한 크랙을 확인해야 할 때 사용된다.

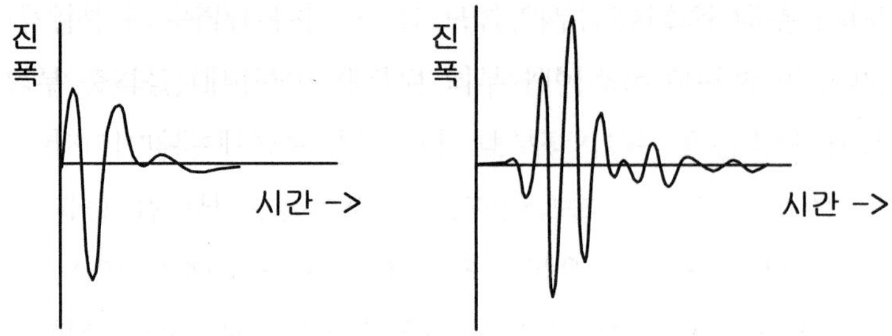

(a) 광대역형 (b) 협대역형

주파수대역에 따른 펄스 파형

(6) 집속 수직탐촉자

검사체의 탐상면이 곡면일 때는 입사되는 초음파가 수직 입사되지 않고 약간 경사지게 입사된다. 이때는 입사파의 에너지가 대부분은 반사되기 때문에 아주 적은 에너지만 투과되게 된다. 투과되는 에너지가 미약하면 크랙에서 반사되는 에너지는 더 미약하기 때문에 탐촉자에서 미약한 신호를 검출하기는 어렵게 된다.

이러한 환경에 음향렌즈를 이용하면 곡면의 어떤 위치에서든 수직으로 빔이 입사되도록 렌즈로 각을 보정해주기 때문에 수직으로 잘 입사되어 표면 반사파를 줄이고 투과파의 에너지를 높이게 된다.

음향렌즈는 진동자 아래쪽에 부착되어 일정거리에 초점이 형성(집속)시킨다. 초점이 형성된다는 것은 초음파 빔이 조밀해서 압축되는 것으로 파의 에너지를 집중시키는 역할을 한다. 따라서 결함검출도가 좋아지고 분해능도 향상되기 때문에 미세한 크랙이나 인접한 크랙을 잘 검출할 수 있다. 그리고 크랙의 위치나 크기를 감별하는 정밀도도 높아진다.

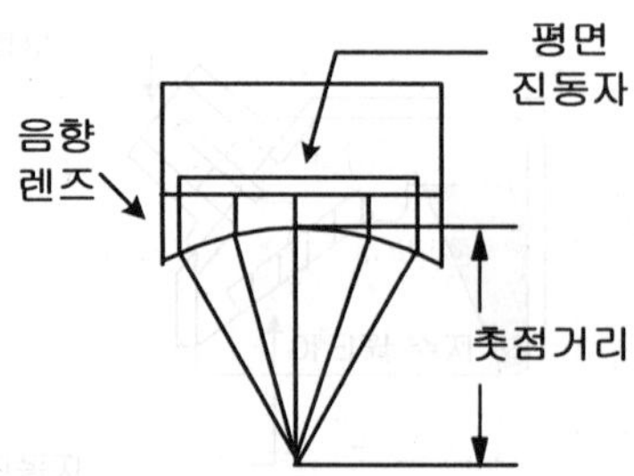

음향렌즈를 이용하는 집속 탐촉자

▼ 참고 음향렌즈 기능

- 표면이 굴곡(contour)인 경우에 사용된다.
- 초음파 빔을 압축시킨다.
- 감도가 좋아진다.
- 분해능이 향상된다.

집속 탐촉자는 음향렌즈의 구조에 따라 집속거리와 집속범위 그리고 집속빔폭이 결정된다. 여기서 집속거리는 탐촉자로부터 집속되는 빔의 세기가 최대로 나타나는 곳까지의 거리를 말한다. 집속범위는 집속빔의 세기가 최대인 곳을 기준으로 위아래로 −6dB가 되는 곳까지의 거리를 말한다.

음향렌즈의 종류에는 원형과 실린더형이 있다.

원형은 원뿔형 형태를 이용하여 음파의 빔을 집중시키는 방식이다. 입사면이 곡면일 때 수직으로 입사되도록 입사각을 조절할 수 있다. 빔을 집중시키면 미세한 크랙을 검출하는데 유리한 반면 초점거리가 짧아져 깊은 부분에는 탐상이 불가능한 문제를 가진다.

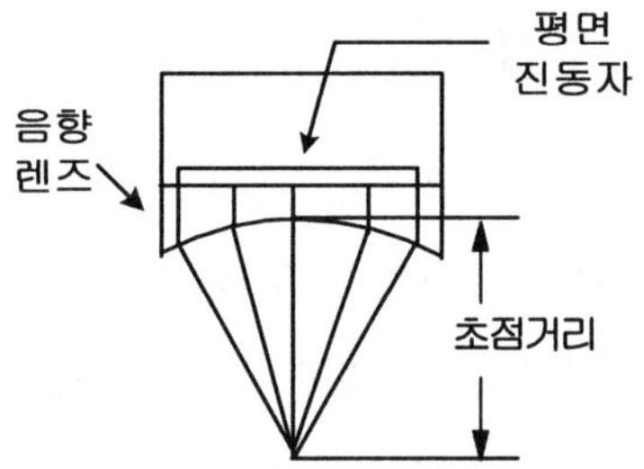

원뿔형태의 원형 음향렌즈

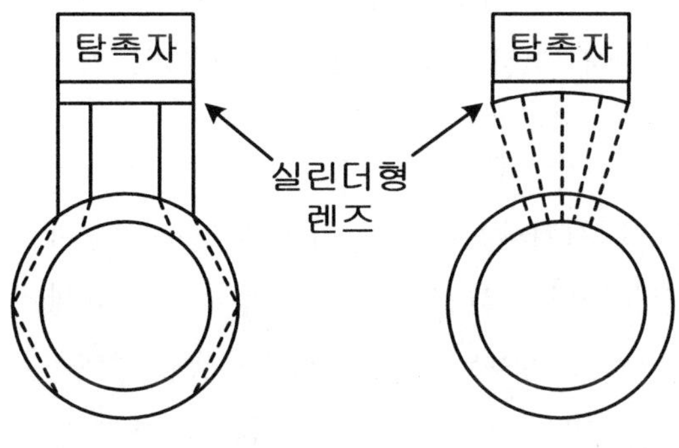

(a) 실린더형 (b) 원뿔형

실린더형과 원형 음향렌즈

실린더형은 원형과는 달리 빔을 한 곳에 집중시키지는 않고 빔이 퍼지지 않도록 완만하게 모으는 역할을 한다. 빔을 퍼지지(확산) 않게 하기 때문에 깊은 부분까지 탐상이 가능하고 탐촉자의 감도와 분해능을 약간 높이는 역할도 한다.

(7) 지연재부착 수직탐촉자

반사파를 수신할 때 수신되는 초음파가 탐촉자 내부에서 약간 지연되도록 하는 지연재를 부착한 탐촉자를 말한다. 검사체의 표면이 심하게 거친 경우에 탐촉자의 위치에 따라 투과되는 에너지가 과도하게 변화하게 되는데 이때는 크랙에서 반사하는 신호도 같이 변하게 되어 정확한 판별이 어렵게 된다. 이러한 경우에 지연재를 부착하여 투과정도에 따라 달라지는 반사파의 영향을 적게 하여 판별이 쉽도록 한다. 하지만 지연재로 인하여 탐상 가능한 범위가 줄어드는 점이 있다.

3. 사각탐촉자

(1) 사각탐촉자 종류와 특성

사각탐촉자 종류도 수직탐촉자와 같이 접촉방식에 따라 직접 접촉용과 수침용(국부포함)으로 나누어진다. 그리고 사용되는 파의 형식에 따라 종파 사각탐촉자와 횡파 사각탐촉자로도 구분되고, 사용되는 각에 따라서도 고정각 탐촉자와 가변각 탐촉자로 구분된다.

- 접촉방식에 의한 구분 : 직접 접촉용, 수침용
- 파의 형식에 의한 구분 : 종파 사각탐촉자, 횡파 사각탐촉자
- 사용되는 각에 의한 구분 : 고정각 탐촉자, 가변각 탐촉자

대부분의 사각탐촉자는 고정각을 사용하며 제1입사각과 제2입사각 사이에 각을 사용하고 있다. 사각탐촉자에 표시되는 각은 굴절횡파각이다. 굴절각은 45°, 60°, 70° 범용적으로 사용된다. 그리고 여기서 굴절각은 강재에서 굴절되는 각을 말한다.

일반적으로 사각탐촉자는 진동자에서 발생된 종파를 시험체에 경사지게 입사시키면서 경계면에서 발생된 모드변환에 의한 횡파로 탐상을 한다.

다음 그림에서 보는 바와 같이 굴절된 종파는 표면을 따라 진행되기 때문에 탐

상에 상관없는 파가 된다. 따라서 일반적으로 사각탐상은 횡파로 탐상하게 되는 것이다.

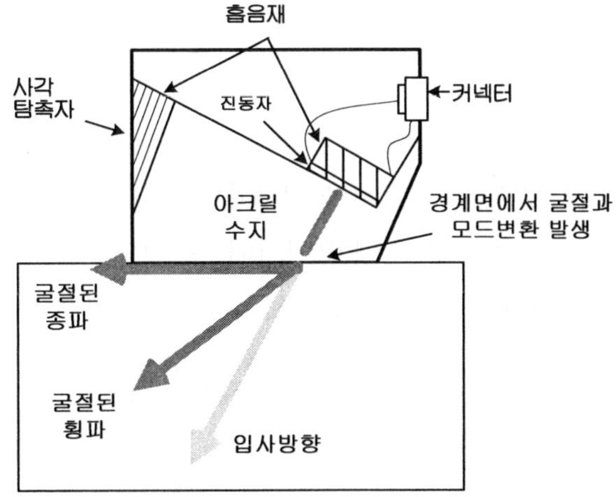

사각탐촉자와 횡파탐상

(2) 종파 사각탐촉자

일반적으로 사각탐촉자는 횡파를 이용하는 탐상이지만 특수한 경우에는 종파를 이용한 사각탐상을 하는 경우도 있다. 종파를 이용한 탐상에는 제1임계각보다 낮은 각을 갖는 사각탐촉자를 이용하면 된다.

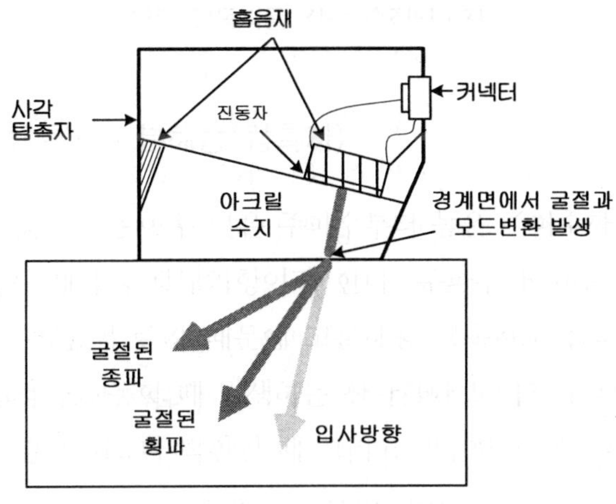

사각탐촉자와 종파탐상

제1임계각 이하의 각을 가지면, 즉 제1임계각 보다 낮은 각을 가지면 굴절종파의 각이 90°가 안되기 때문에 표면파가 되지 않고 시험체 내부로 진행(투과)하게 된다. 따라서 시험체 내부에는 굴절종파와 굴절횡파가 동시에 존재하게 된다.

종파와 횡파가 동시에 진행하는 경우에는 종파속도가 횡파속도 보다 2배 빠르기 때문에 종파가 더 빠르게 크랙이나 저면에서 반사되어 되돌아오게 된다. 이러한 특성을 이용하면 종파 사각탐상이 가능하게 되는 것이다. 횡파의 진행특성이 좋지 않은 재질(오스테나이트계 스테인리스 강)을 검사할 때는 종파를 이용한 사각탐상이 유리하다.

(3) 가변각 사각탐촉자

일반적인 사각탐상용 탐촉자는 대부분 고정각을 많이 사용된다. 하지만 특수한 경우에는 각을 가변시킬 수 있는 가변각 사각탐촉자를 사용한다. 입사각이 조절 가능하기 때문에 제1임계각과 제2임계각 사이로 각을 설정하면 보통의 횡파용 사각탐촉자가 되고 제1임계각보다 낮은 각을 설정하면 종파용 사각탐촉자가 된다.

제2임계각 이상으로 각을 설정하면 표면파용 탐촉자로 사용이 가능하다. 각을 가변하는 구조로 인해 일반적인 사각탐촉자보다 크기가 다소 크다.

(4) PA 및 기타 탐촉자

특수목적용 탐촉자는 일반적이지 않는 특별한 환경에 사용하기 위한 탐촉자로 표면파 탐촉자, 위상배열 탐촉자, 타이어 탐촉자 등이 있다.

표면파 탐촉자는 임계각을 이용하여 시험체의 표면으로 초음파가 전달되도록 하고 이를 수신하여 표면에 존재하는 불연속부를 검출하는데 사용된다.

위상배열(phased array) 탐촉자는 하나의 탐촉자에 여러 개의 진동자를 가지고 있어 초음파 빔을 순차적으로 송신할 수 있는 멀티 스캔이 가능하다. 멀티 스캔을 이용하면 탐촉자를 고정한 상태에서도 이동하면서 탐상하는 효과를 가져온다.

PA 탐촉자를 사용하는 경우에 한쪽 방향으로만 움직이면 한 면 전체를 스캔할 수 있는 이유는 다음 그림과 같이 PA 탐촉자가 가지고 있는 Sectorial Scan이라는 기능 때문이다.

Sectorial Scan이란 초음파 빔의 굴절각을 가변시켜 일정 범위를 자동으로 검사하는 스캔 방법을 말한다. 펄스 지연 제어 기술을 이용하면 굴절각을 자동적으로 변화시킬 수 있고 일정범위(지원되는 각도 이내)를 자동으로 스캔하는 것이 가능하다. 올림푸스사의 PA 탐촉자는 －30～＋30(수직 기준) 범위를 자동으로 스캔할 수 있다.

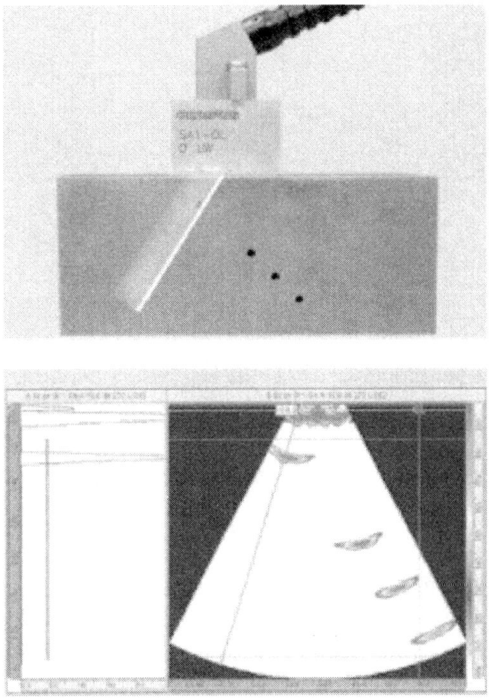

위상배열 탐촉자의 Sectorial Scan

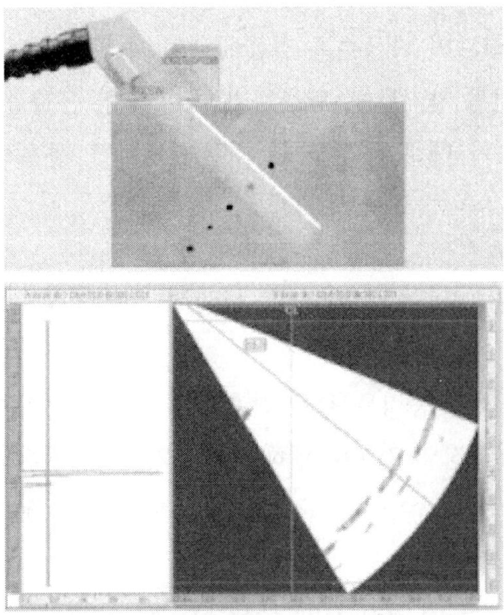

사각용 Wedge를 사용한 위상배열 탐촉자의 Sectorial Scan

PA 탐촉자는 가변할 수 있는 최대 각이 정해져 있기 때문에 더 큰 입사각를 원하는 경우에는 경사진 면을 가지고 있는 Wedge를 탐촉자에 붙여서 사용한다. PA 탐촉자에 적용되는 Wedge는 수직용 Wedge와 사각용 Wedge가 있다. 필요한 Wedge를 교환하여 사용한다.

4. 탐촉자 성능

(1) 탐촉자 크기

탐촉자의 성능은 진동자의 크기에 따라 영향을 받는다. 진동자의 직경이 클수록 초음파 빔의 분산각이 작아지게 된다. 그리고 시험체 표면에 초음파 빔 에너지를 많이 투과시킬 수 있고 저주파 발생에 유리하다. 진동자의 직경이 작으면 탐촉자 크기를 줄일 수 있고 고주파수 발생에 유리하다. 높은 주파수를 사용하면 미세한 결함을 찾는데 유리하지만 깊은 곳까지 도달하기 어려운 점이 있고 진동자의 두께가 얇기 때문에 파손되기 쉽다.

(2) 감 도

감도(sensitivity)란 진동자가 얼마나 미약한 진동까지 감지하는지를 나타내는 척도이다. 결함이 작으면 작을수록 결함에서 반사되는 에너지가 약하기 때문에 아주 낮은 진동 에너지를 가지는데, 탐촉자가 아주 약한 음파를 잘 감지할수록 작은 결함을 잘 찾을 수 있기 때문에 감도가 좋은 탐촉자를 사용하는 것이 유리하다.

참고 감도

얼마나 작은 결함을 감지하는지를 나타내는 척도

결함을 감지하는 능력은 같은 탐촉자라 해도 주파수에 따라 달라진다. 주파수에 따라 달라지는 파장의 길이로 인해 주파수가 높으면 감도가 좋아지고 주파수가 낮으면 감도가 떨어진다. 이는 주파수가 높으면 파장이 짧아지고 낮으면 파장이 길어지는데 기인한 것이다.

일반적으로 감도가 좋아지면 분해능도 떨어지게 됨을 알아두자. 감도에 영향을 주는 인자는 주파수 외에 진동자에 사용되는 재질종류, 진동자의 두께, 탐촉자에 사용되는 흡음재 재질의 종류 등이 있다.

(3) 감 쇠

감쇠란 초음파가 매질을 투과하면서 진행거리에 따라 초음파 에너지가 줄어드는 것을 말한다. 매질에 투과할 때 진행시 감쇠가 발생하는 원인은 다음과 같이 3가지 요인에 의한 것이다. 첫 번째는 초음파의 진행에 의한 감쇠, 두 번째는 간섭에 의한 감쇠, 그리고 세 번째로 빔의 분산으로 그 원인을 구분해 볼 수 있다.

(4) 분해능

분해능(resolution)이란 2개의 결함이 얼마나 인접할 때까지 구분하는지를 나타내는 척도이다. 두 결함이 서로 인접하여 붙어 있는 경우에 분해능이 낮은 탐촉자를 사용하면 탐상화면에 하나의 반사파 파형으로 보여진다. 하지만 분해능이 좋은 탐촉자일 때는 두 결함을 구분하여 표시하기 때문에 보다 정확한 탐상이 가능하게 된다.

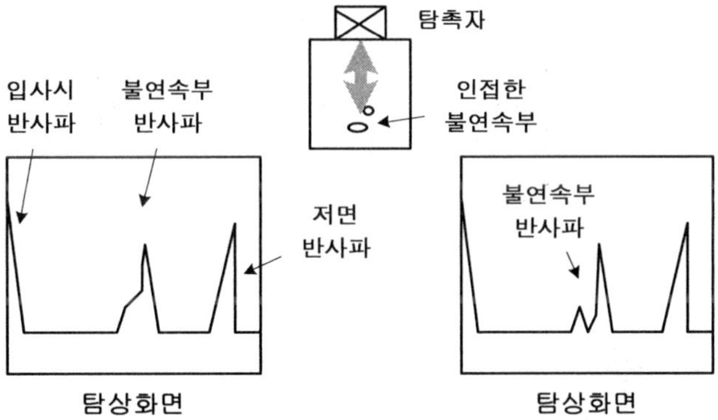

탐촉자 분해능

(5) 주파수

동일한 성능을 갖는 탐촉자라 해도 사용되는 주파수가 다르면 감도가 달라지게 된다. 주파수가 높아지면 감도가 좋아지고 주파수가 낮아지면 감도가 낮아진다. 이유는 검출 가능한 결함의 크기는 주파수에 따라 달라지는 파장의 길이 때문이다.

탐촉자가 감지할 수 있는 결함은 파장의 절반(1/2) 크기까지이다. 주파수가 높으면 파장이 짧아지기 때문에 더 작은 결함을 감지할 수가 있고 주파수가 낮으면 파장이 길어져 감지할 수 있는 결함크기가 커지기 때문이다.

높은 주파수에서는 감도와 분해능도 좋아지고 빔의 분산각도 작아지게 된다. 분산각은 작을수록 빔이 잘 집중되는 작용을 하게 된다. 하지만 주파수가 높아지면 높은 진동수로 인해 진행에 의한 감쇠가 아주 높아져 두꺼운 시험체에 적용할 때는 높은 감쇠로 인해 결함검출에 불리하게 된다.

주파수가 낮아지면 진행에 따른 감쇠는 낮아져 침투하는 깊이가 증가하게 되지만 길어진 파장으로 작은 결함을 검출하지 못하는 문제가 생긴다.

초음파탐상을 수행할 때는 이같은 문제를 잘 고려하여 검사에 적합한 탐촉자를 선정해야 한다. 보통 직접 접촉법에서는 0.1～10MHz 정도의 주파수를 사용하고 수침법에서는 10～25MHz정도의 주파수를 사용한다.

- 탐촉자의 주파수 특성
  - 주파수가 높아지면 감도와 분해능이 좋아지며, 빔의 분산각이 줄어들지만 거리에 의한 감쇠는 증가한다.
  - 주파수가 낮아지면 음의 투과력은 깊어지고, 산란은 적어지고, 검출할 수 있는 결함크기가 작아진다.
- 직접 접촉법 : 0.1～10MHz 정도의 주파수 사용
- 수침법 : 10～25MHz정도의 주파수 사용

5. 탐촉자 주사방법

주사란 초음파를 매질(시험체)로 입사시키는 것을 말한다. 주사방법은 탐촉자를 시험체 위에서 움직이는 다양한 방법을 말한다. 초음파탐상을 할 때 시험체를 효과적으로 검사하기 위해 적합한 주사방법을 이용하게 된다.

탐촉자에서 발생한 음파(초음파)를 이용하여 시험체에 존재하는 결함을 찾는 것이 초음파탐상의 주된 목적이다. 하지만 탐촉자에서 발생된 초음파 빔은 아주 좁은 면적을 가진다. 이를 이용하여 미세한 결함을 찾기 위해서는 모든 면을 빠짐없이 세심하게 탐색해야 한다. 따라서 탐촉자를 움직일 때 일정한 규칙으로 탐상을 해야 빠지

는 부분이 없이 효율적으로 검사할 수 있을 것이다.

탐촉자 주사방법에는 한 개의 탐촉자를 이용하는 1 탐촉자법과 2개를 탐촉자를 이용하는 2 탐촉자법 그리고 여러 개의 탐촉자를 이용하는 다 탐촉자법으로 구분하고 있다.

(1) 기본 주사방법

기본 주사방법에는 1 탐촉자법에서 사용할 수 있는 방법으로 전후 주사, 좌우 주사, 목돌림 주사, 진자 주사로 4가지 방법이 있다.

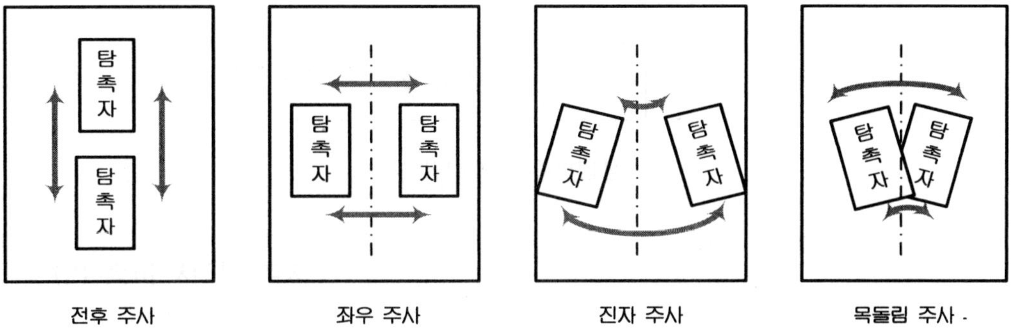

1 탐촉자법에서 기본 주사방법

- 전후 주사(traverse scanning) : 탐촉자를 앞과 뒤로 이동시키는 방법이다. 용접부 탐상에서 탐촉자를 용접선과 수직방향으로 움직인다. 그리고 조금씩 옆으로 이동하며 검사한다. 용접부위를 위에서 아래쪽으로 검사하게 된다. 용접부 결함을 찾을 때 가장 많이 사용하는 일반적인 방법이다. 수직방향 결함을 확인할 수 있다.
- 좌우 주사(lateral scanning) : 탐촉자를 좌측이나 우측으로 평행하게 이동하는 방법이다. 용접선에서 일정하게 거리를 두고 떨어져서 평행하게 이동하며 검사한다. 특정 위치의 결함을 찾을 때 많이 사용한다. 결함의 좌우 길이를 알 수 있고 전후 주사와 동일하게 결함의 형상 및 크기도 알 수 있다.
- 진자 주사(obital scanning) : 탐촉자를 손목을 기준으로 좌우로 반호를 그리듯이 진자(시계추)처럼 움직이면서 주사하는 방법이다. 탐촉자를 손가락으로 잡고 손목을 좌우로 움직이면 된다. 특정 부위의 결함을 크기와 형태를 정밀 관찰하고자 할 때 사용하며 결함의 종류를 자세히 알 수 있다.
- 목돌림 주사(ortational scanning) : 탐촉자의 가운데 부분이나 약간 앞쪽을 중심

으로 좌우로 조금씩 회전시키는 방법이다. 음파의 진행방향을 세밀하게 조정할 수 있어 결함의 크기를 자세하게 관찰할 수 있다. 특정 용접선에 대하여 빔의 입사방향을 조금씩 바꿀 수 있기 때문에 특정부분을 세밀하게 검사할 수 있다. 결함의 크기는 측정할 수 없지만 가장 큰 결함을 찾기가 용이하다. 목돌림의 각도는 ±10～15°가 적당하다고 알려져 있다.

(2) 응용 주사

1 탐촉자법에서 사용하는 기본주사를 약간 변화시켜 탐상하는 복합 주사방법이다. 기본 주사는 결함의 방향에 따라 결함을 놓칠 수 있으나, 응용 주사는 기본 주사를 응용한 것으로 다양한 방향을 복합적으로 사용하여 결함의 유무를 보다 정확하게 확인할 수 있다. 때문에 응용 주사와 병행하여 많이 사용하고 있다.

응용 주사방법으로는 지그재그 주사, 종방향 주사, 횡방향 주사가 있고 용접부 검사에 사용하는 경사평행 주사와 용접선상 주사가 있다.

- 지그재그 주사 : 지그재그로 움직이면서 주사시킨다. 신속하고 빠르게 움직이면서 대략적으로 검사하고자 할 때 사용한다. 지그재그로 이동할 때 놓치는 불연속부(결함)가 발생하지 않도록 목돌림 주사를 병용하여 사용하기도 한다.

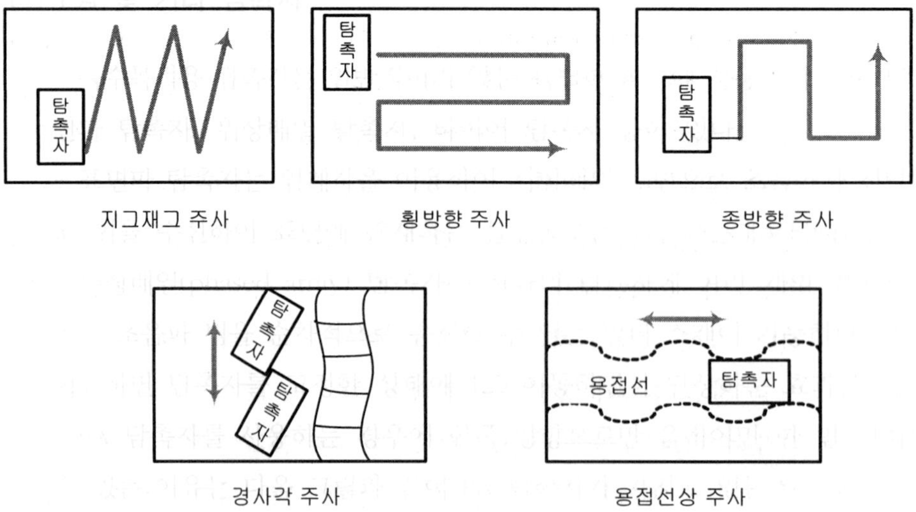

응용 주사법

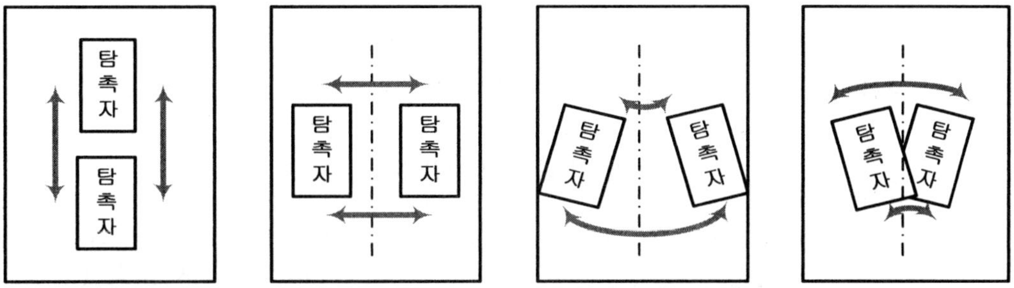

- 횡방향 주사 : 전후 주사와 좌우 주사를 복합적으로 사용하는 방법이다. 좌우 주사를 연속적으로 하면서 전후(위아래)로 조금씩 움직이면서 검사한다. 전후 주사는 좌우 주사 범위의 시작점에서 끝점까지 행한다. 판두께 방향으로 결함이 발생하는 경우에 많이 사용된다. 자동탐상 장비로 전면을 탐상하는 C Scan에 많이 사용된다.
- 종방향 주사 : 전후 주사와 좌우 주사를 복합적으로 사용하는 방법이다. 전후로 연속적으로 움직이면서 좌측에서 우측으로 또는 우측에서 좌측으로 조금씩 이동하면서 검사한다. 좌우 주사는 전후 주사 범위의 시작점에서 시작하여 끝점에서 끝난다. 자동탐상 장비에 많이 이용하며 전면을 탐상하는 C Scan에 많이 사용된다.
- 경사평행 주사 : 용접부 검사에서 용접부의 비트가 제거되지 않아 표면이 거칠 때 사용한다. 용접선 방향에 대하여 약간 비스듬하게 탐촉자를 돌려놓은 상태에서 용접선에 평행하게 이동시키는 주사방법이다. 용접선과 직각방향인 불연속부(횡방향 결함)의 검출에 용이하다.
- 용접선상 주사 : 용접부 검사에서 용접부의 비트를 제거한 다음 평평한 표면에 사용된다. 탐촉자를 용접부 위(비트가 제거된 부분)에 놓고 목돌림 주사를 하면서 전후 주사를 병행하며 용접선 방향으로 이동시키는 주사방법이다. 용접선과 직각방향인 불연속부(횡방향 결함)의 검출에 용이하다.

(3) 2 탐촉자 주사

송신용 탐촉자과 수신용 탐촉자를 별도로 이용하여 검사할 때 사용하는 주사방법이다. 초음파를 입사시키는 데는 송신용 탐촉자를 이용하고 투과된 파 또는 반사된 파를 수신하는 데는 수신용 탐촉자를 이용한다. 탐촉자 2개를 이용해야 하기 때문에 1 탐촉자법에서 사용되는 주사방법과는 다른 방법을 사용하고 있다.

주사방법으로는 두 갈래 주사, 투과 주사, K주사, 탠덤 주사, V주사 등이 있다.

- 두 갈래 주사 : 두 갈래 주사(straddle scanning)는 용접선을 기준으로 시험체 표면에 송신용 탐촉자와 수신용 탐촉자를 서로 60～90° 각도로 배치하고 설정된 각을 유지하면서 용접선을 기준으로 평행하게 이동시키는 주사방법이다. 용접한 비드로 인하여 용접선상에서 주사가 불가능할 때 사용한다. 용접선과 직각

방향으로 놓인 결함(횡방향의 불연속부) 검출에 유리하고 경사평행 주사에 비해 결함검출 능력이 우수하다고 알려져 있다.

- 투과 주사 : 시험체의 위쪽에 송신용 탐촉자를 아래쪽에는 수신용 탐촉자를 위치시킨 후에 사각이나 수직으로 검사하는 방법이다. 결함을 투과해서 진행되는 파를 잘 수신해야 하기 때문에 초음파의 진행방향에 잘 위치시켜야 한다. 송신된 음파를 직접 수신하는 형태로 K주사방법에서 감도조정에 이용되기도 한다.

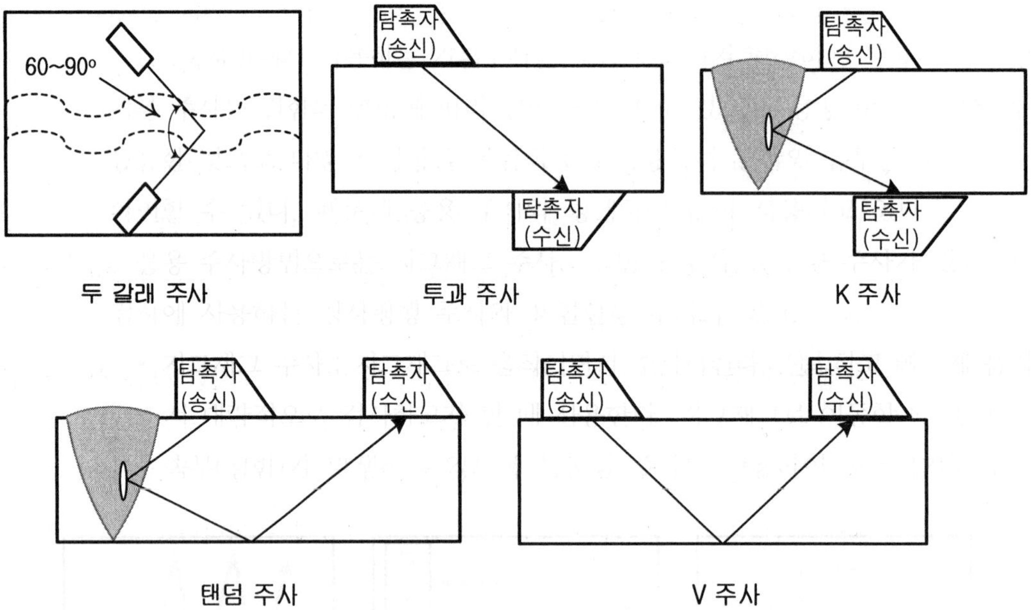

2 탐촉자법에서 사용되는 주사방법

- K 주사 : 시험체의 위쪽과 아래쪽에 송신용 탐촉자와 수신용 탐촉자를 각각 위치시킨 후에 결함에서 반사되는 파를 수신하는 방법이다. 반사각을 잘 확인하여 반사파를 제대로 수신할 수 있도록 위치시켜야 한다. 시험체 내부에 진행하는 초음파 빔이 결함에 의해 반사되어 수신될 때 K모양형태를 가지기 때문에 K 주사라 한다. 수직형태의 결함검출에 유리한다.
- 탠덤 주사 : 탠덤 주사(tandem scanning)는 같은 탐상면에 송신용 탐촉자와 수신용 탐촉자를 위치시키고 두 탐촉자 사이를 통상 0.5스킵(skip) 거리만큼 유지하면서 탐상하는 방법이다. 등 거리(같은 거리)가 되도록 전후 배치한 후 좌우로 이동시키면 된다. 수직이고 평면 모양의 결함검출에 용이하다. 45° 사각탐촉자를 많이 사용한다. 표면에 가까운 결함검출은 어렵다.

- V주사 : 전형적인 사각탐상이다. 같은 탐상면에 송신탐촉자와 수신탐촉자를 1 스킵 거리만큼 유지하면서 주사하는 방법이다. 초음파 빔이 시험체의 저면에서 반사되어 V모양이 되기 때문에 V주사방법이라 한다. 탠덤 주사를 위한 감도조정에 많이 이용된다. 탐상면의 거칠기나 재질의 영향으로 현저한 감쇠가 발생될 때 감쇠정도를 확인하여 보정하기 위해 사용되기도 한다.

6. 탐촉자 사용법(일반탐촉자)

(1) 1 탐촉자법

한 개의 탐촉자만으로 탐상하는 방법이다. 일반적으로 탐촉자는 송신기능과 수신기능을 동시에 가지고 있다. 대부분의 수직탐상이나 사각탐상에서 사용되는 전형적인 탐상방법이다.

1 탐촉자법에 사용되는 탐촉자에 들어 있는 진동자는 송신기능과 수신기능을 겸한다. 그리고 탐상시 송신기능과 수신기능이 동시에 작동되지 않는다. 송신 모드에서 짧은 기간동안만 초음파가 발생되는 펄스파 형태로 입사시키고 수신모드로 즉시 변경하게 된다. 송신 모드에서 파를 입사하고 수신 모드에서는 되돌아오는 반사파를 수신하는 방법을 펄스 반사법이라 한다.

송신과 수신을 같이 사용하고 파의 진동이 계속되는 연속법에서는 1 탐촉자법을 사용할 수 없다. 송신과 수신이 교대로 이루어지는 펄스 반사법에서만 1 탐촉자법이 이용된다.

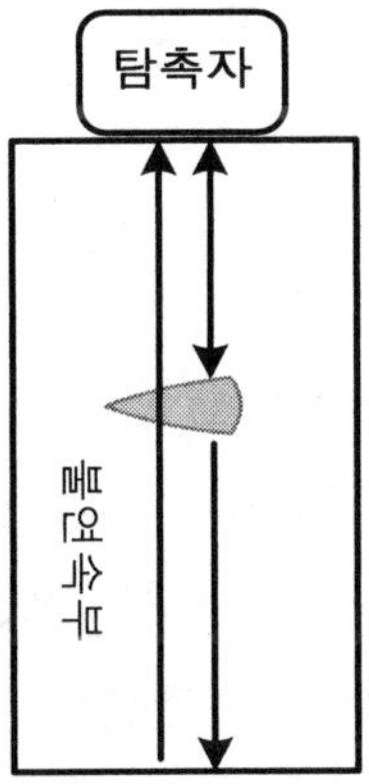

펄스 반사를 이용하는 1 탐촉자법

특별한 경우로 1 탐촉자법으로 연속법을 사용할 수 있는 방법은 있으며 이중 탐촉자를 사용하면 된다. 이중 탐촉자는 한 탐촉자에 송신용 진동자와 수신용 진동자가 같이 들어 있기 때문에 1 탐촉자법으로 송신기능과 수신기능을 동시에 연속적으로 이용할 수 있다.

(2) 2 탐촉자법

송신용 탐촉자와 수신용 탐촉자를 같이 사용하는 탐상방법이다. 한 면에서 송신용 탐촉자와 수신용 탐촉자를 위치하는 방법과 서로 다른 면에 송신용과 수신용을 각각 위치시키는 방법이 있다. 투과법이나 펄스 반사법 모두 적용 가능하다.

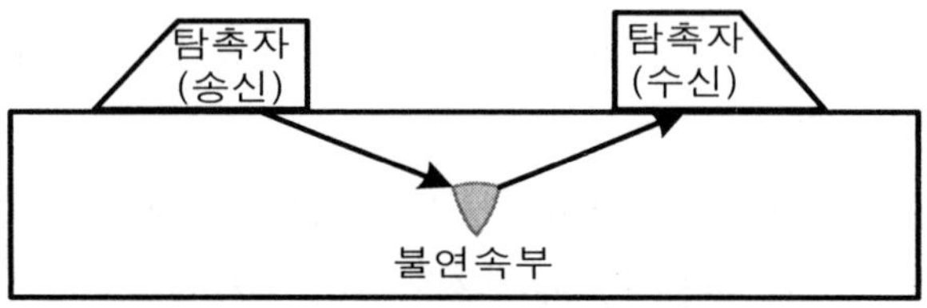

펄스반사을 이용하는 2 탐촉자법

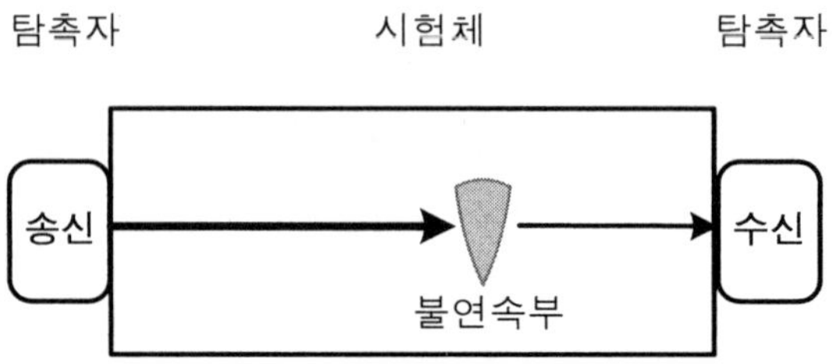

투과을 이용하는 2 탐촉자법

(3) 다 탐촉자법

여러 개의 탐촉자를 이용하여 탐상하는 방법이다. 2 탐촉자법과 같이 송신용 탐촉자와 수신용 탐촉자로 구분되나, 수신용은 개수에 제한이 없지만 송신용은 하나만 사용한다. 송신용 탐촉자에서 입사시킨 초음파를 여러 곳에 위치시킨 수신용 탐촉자에 반사파나 투과파를 수신하여 탐상하는 방법이다. 일반적인 탐상방법은 아니고 특수한 환경에서 사용되는 방법이다.

7. 접촉매질

초음파탐상에서는 탐촉자에서 발생된 초음파가 시험체에 잘 전달(입사)되는 것이 가장 중요하다. 초음파를 매질로 잘 입사시키기 위해 접촉매질(couplant, 젤)을 매질 표면에 발라 탐촉자와 시험체 표면이 잘 밀착되도록 한다.

탐촉자를 시험체에 잘 밀착시켜야 하는 이유는 무엇일까. 탐촉자와 시험체의 면이 잘 밀착되게 하려면 탐상면을 매끄럽게 하든지 탐촉자를 힘을 주어 눌러 밀착도를 높이는 방법이 있다.

먼저 시험체 면은 거칠기 때문에 탐촉자와 탐상면 사이에 미세한 틈이 많이 있다. 이러한 틈은 불연속부와 같은 특성을 가지기 때문에 반사파가 많이 발생되고 이는 입사되는 에너지가 줄어들게 하는 원인이 된다.

시험체 면에 존재하는 미세한 틈(불연속부)에 접촉매질을 발라주면 틈을 메워주기 때문에 반사파가 줄어들게 된다. 줄어드는 반사파 에너지만큼 입사파 에너지는 증가하게 된다. 따라서 접촉매질을 사용하여 에너지 전달을 원활하게 함으로써 초음파 입사를 용이하게 한다. 단, 유도초음파 방식은 매질의 입자를 직접 진동시켜 초음파를 발생시키기 때문에 접촉매질이 필요하지 않다.

두 번째로 탐촉자를 세게 눌러 압력을 높게 하는 방법이다. 잘 밀착될수록 에너지 전달이 원활하기 때문에 많은 에너지를 전달시킬 수 있다. 하지만 압력의 차이에 따라 전달되는 에너지가 변하기 때문에 반사파 크기로 결함 크기를 측정하는데 문제가 된다. 수신되는 반사파의 크기는 불연속부의 크기에 좌우된다. 이때 반드시 일정한 압력으로 탐촉자를 밀착시켜야 한다. 너무 작은 압력으로 밀착시키면 미세한 결함을 감지하지 못하는 경우도 발생하기 때문에 적당한 압력으로 잘 밀착시키는 요령이 초음파탐상에서 중요한 문제이다.

▼ 참고 탐촉자와 접촉매질

> 탐촉자와 매질간에 높은 밀착도는 입사시 표면에서 발생되는 반사 에너지를 줄이고 그만큼 입사되는 에너지를 증가시키는 중요한 요소이다. 불연속부를 잘 검출하기 위해 접촉매질을 사용하여 탐촉자를 시험체에 잘 밀착시키도록 해야 한다.

시험체 표면에 적용하는 접촉매질(윤활성의 액체나 수용액)은 시험체의 재질이나 용접한 방법에 따라 적합한 접촉매질을 사용하도록 해야 한다. 윤활성 액체의 접촉매질을 많이 사용하는데 글리세린과 물, 기계유, 기타 액체 등이 있다. 재질의 종류에 따라 적용하는 접촉매질은 다음과 같다.

- 글리세린 : 강용접부
- 물 : 강관, 아크용접강관, 강판
- 기계유 : 탄소강, 단강

(1) 탐촉자 접촉방법

접촉매질은 시험체의 특성뿐만 아니라 모양에 따라 적용하는 방법도 다르다. 초음파탐상을 하는 시험체의 모양에 따라 시험체에 탐촉자를 직접 접촉시킬 수 있는 경우에는 시험체 표면에 윤활성의 액체를 발라 탐촉자와 밀착도를 높이는 직접 접촉법을 사용한다. 직접 접촉이 어려운 경우에는 시험체의 전체나 일부를 물에 담그고 발생된 초음파를 물을 통하여 시험체에 전달하는 간접 접촉법을 사용한다.

- 직접 접촉법(contact method) : 시험체 표면이 평탄하여 탐촉자가 시험체에 직접 접촉이 가능할 때 사용한다.
- 간접 접촉법 또는 수침법(immersion method) : 시험체의 표면이 굴곡이 있어 직접 접촉이 불가능할 때 액체(물)속에 담그고 액체를 통해 음파를 전달시키는 방법을 사용한다.

탐촉자를 시험체에 직접 접촉시키는 직접 접촉법은 초음파탐상에서 가장 널리 사용되는 방법이다. 직접 접촉법은 수침법에 비해서 간편한 검사법이지만 탐촉자에 가하는 압력에 따라 반사파의 크기가 달라지는 현상 때문에 일정한 압력과 일정한 방향으로 탐촉자를 이동시키는 숙달된 손놀림이 요구된다. 이러한 요인들은 초보자들이 초음파탐상을 어려워하는 원인이 된다. 비파괴현장에서 숙련된 전문가가 되지 전까지는 초음파탐상에 투입하지 않는 이유가 여기에 있다.

8. A, B, C Scan

(1) A-Scan

A-Scan(A-스캔)은 일반 초음파탐상기에 보편적으로 보여주는 파형형태를 말한다. 수신된 반사파를 가공하지 않고 그대로 화면에 보여주는 방법이다. 탐촉자에 수신되는 신호는 진동하는 파를 수신하게 된다.

그러나 탐상화면에 표시할 때는 수신된 진동파를 보여주는 경우와 진동파를 전파 정류한 파를 보여주는 경우 그리고 엔빌로프(envelope)를 보여주는 경우로 3가지 중에서 한 가지 방법을 선택하여 볼 수 있다. 초음파의 진동파는 RF 신호라 한다. 이 RF파를 그대로 화면에 표시하는 방법이 있다. 전파 정류한 파형은 기준점을 중심으로 위아래로 진동하는 RF파를 모두 위쪽으로만 표시되도록 한 형태를 말한다. 이를 순방향 정류파라 하고 이 파형을 뒤집으면 역방향 정류파라 한다.

엔빌로프는 전파 정류파에서 높은 부분들만을 선으로 이어 연결시켜 표시한 것을 말한다. 초음파탐상화면에 일반적으로 보여주는 파형의 형태이다.

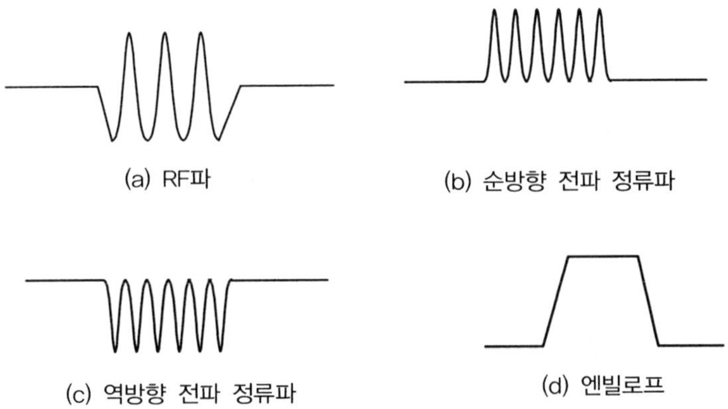

RF파와 정류 신호파

A-Scan 탐상화면은 시험체의 입사시 표면에서 반사되는 반사파(표면 반사파)와 결함(존재하는 경우)에서 반사되는 결함 반사파 그리고 시험체 저면에서 반사되는 저면 반사파를 탐촉자에 수신되는 그대로 화면에 표시하면 다음 화면과 같다.

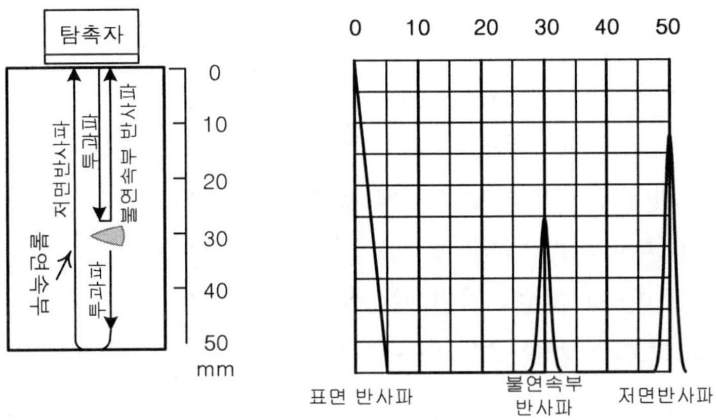

A-Scan 화면

표시되는 파형은 신호의 세기(가로축)를 진행거리(시간, 세로축)에 따라 표시한 것이다. 이때 표시되는 파의 형태는 엔빌로프로 표시된 것이다. 결론적으로 A-Scan은 탐촉자에 수신되는 신호를 그대로 탐상화면에 표시시키는 방법으로 이해하면 된다.

(2) B-Scan

일반탐촉자(진동자가 하나인 probe)에서 수신되는 A-Scan 신호를 저장한 후에 신호정보를 한 화면에 모두 보여주는 방법이다.

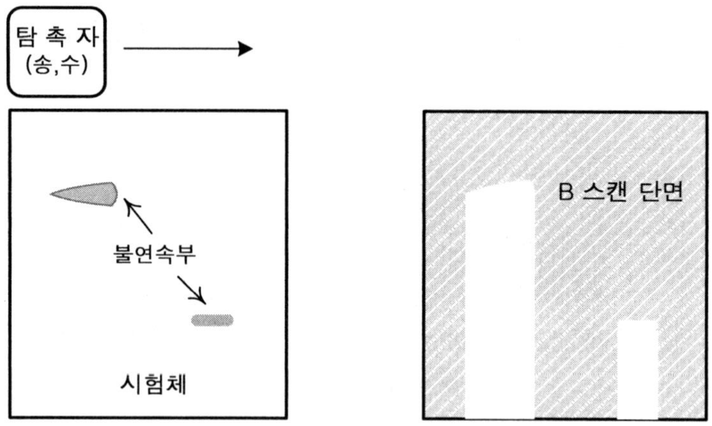

B-Scan 화면

시험체를 일직선으로 끝까지 움직인 후에 수신된 A-Scan 정보를 모두 합치면 하나의 단면을 구성할 수 있다. 단면(옆면)이란 시험체를 위에서 아래쪽으로 자를 때 보여지는 옆면 전체를 말한다. CT이나 MRI 단층촬영화면을 생각하면 된다.

B-Scan 화면을 구성시키기 위해서는 특정 위치에서 시험체의 왼쪽부터 오른쪽 끝까지 A-Scan을 해야 한다. 그리고 스캔되는 모든 데이터를 저장한 후에 저장된 데이터로 스캔된 길이에 따라 파형의 높이를 표시하면 B-Scan 화면이 구성된다.

수신된 데이터로 가공을 할 때 결함이 없는 부분은 반사파가 없고 결함이 있는 부분에서 반사파가 존재하기 때문에 반사파가 존재하는 깊이(거리)만 알 수 있게 된다. 그리고 스캔하는 방향이 반드시 직선으로 이동시켜야 되고 스캔할 때 탐촉자의 이동하는 속도가 일정하든지 아니면 이동하는 거리를 알 수 있어야 한다.

스캔 중에 진행하는 속도가 달라지면 결함의 크기를 표시할 때 오차가 생기게 되기 때문이다. B-Scan은 반드시 이동거리를 측정할 수 있는 엔코더가 부착된 탐촉자를 사용한다. 보통은 자동화된 장비를 사용하는 것이 일반적이다.

현장에서는 부피가 큰 자동화 장비를 설치하고 제거하는 일이 쉽지 않기 때문에 간편하게 엔코더가 장착된 탐촉자를 사용한다. 엔코더는 진행속도를 알 수 있기 때문에 스캔 중에 속도가 변해도 엔코더에 의해 보정되기 때문에 정확한 B-Scan 화면을 얻을 수 있게 된다.

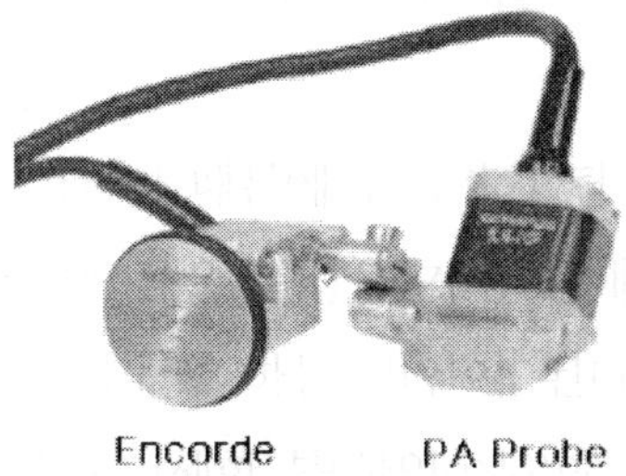

엔코더가 부착된 탐촉자

(3) C-Scan

C-Scan은 시험체의 위쪽에서 전체를 보여주는 방법이다. 위에서 찍은 X-ray 사진을 생각하면 된다. 검사체의 옆쪽 단면을 보여 주는 B-Scan을 여러 번 반복하면 윗면 전체를 구성시킬 수 있다.

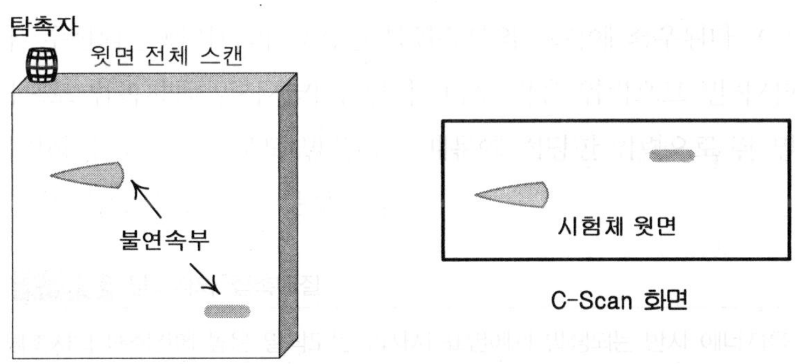

일반탐촉자를 이용한 C-Scan

일반탐촉자를 사용하여 C-Scan을 한다면 횡방향이나 종방향이나 한 방향을 정하고 일정한 간격으로 여러 번 반복하여 면 전체를 스캔해야 한다. 즉, B-Scan을 촘촘하게 여러 번 반복하여 수행하는 것이다.

위상배열 탐촉자를 사용한다면 탐촉자의 길이방향으로는 이동하지 않아도 일정 구간은 자동으로 탐상이 가능하기 때문에 한쪽방향(좌에서 우 방향)으로만 움직이면 C-Scan이 가능하다. 손을 이용하는 스캔은 어렵기 때문에 자동화 장비를 많이 사용한다. 자동화 장비의 형태는 CAD 도면을 출력할 때 사용되는 플로터와 유사하다고 보면 된다.

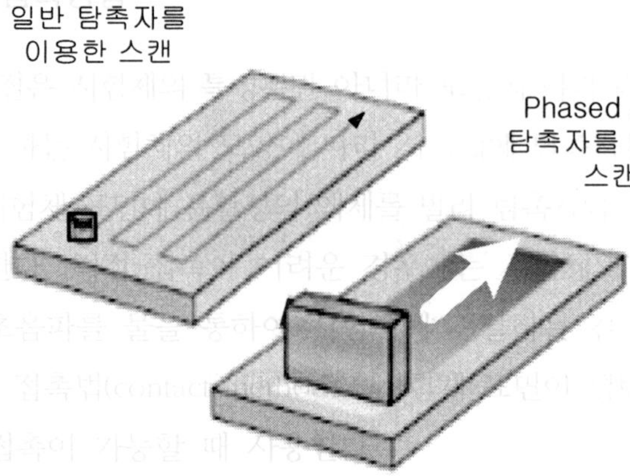

일반탐촉자와 위상배열 탐촉자를 이용한 C-Scan

1.6 탐상방법과 결과분석

1. 탐상규정의 탐촉자 선택

국내의 관련 법규에 의한 초음파탐상 시험법에 대해 알아보고자 한다. 국내 초음파탐상시험법에서 제시하는 시험조건 중에 한 가지를 살펴보면 다음과 같다.

- 시험체 : 두께 16mm, 용접길이 100mm, 덧붙임 없는 V형 맞대기 강용접부
- 탐상기 : 검사규격의 요구사항을 만족시키는 성능을 지닌 A스코프

(1) 적용규격

- KS B 0896 강용접부의 초음파탐상 시험방법 및 시험결과의 등급분류 방법

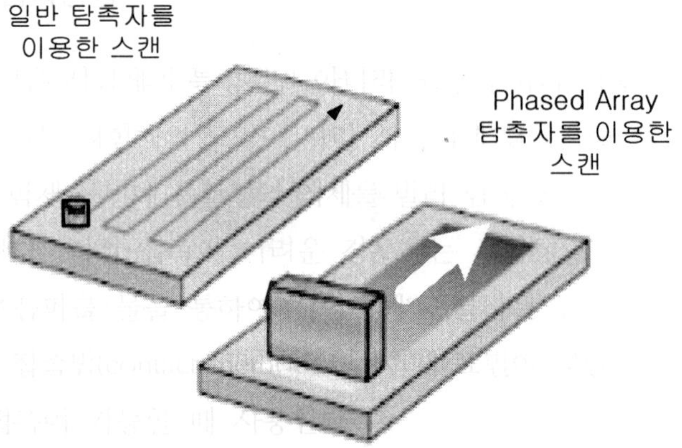

- KS B 0829 초음파탐상용 A1형 표준시험편
- KS B 0830 초음파 경사각탐상용 A2형 감도 표준시험편

(2) 탐촉자의 선택

한국산업규격 KS B 0896에서 탐촉자의 선택기준이 제시되어 있다.

탐상법과 두께에 따른 탐촉자 선택

탐상방법	시험체 두께[t,mm]	주파수[MHz]
사각탐상	75 이하	5 또는 2
	75 초과	2
수직탐상	40 이하	5
	40 초과	2 또는 5

* 시험체 두께가 40mm 이하의 맞대기 이음에는 굴절각 70° 를 사용한다.

위에서 제시한 표에 따르지만 감쇠가 심한 시험체는 규정한 것보다 낮은 주파수의 탐촉자를 사용하여 탐상할 수 있다. 초음파탐상시 선급규격이나 절차서에 명시된 내용에 따라 탐촉자의 종류, 사용주파수, 사각입사각, 그 외 탐상기 세부설정(감도, 출력 등)을 한 후에 탐상을 수행해야 한다.

(3) 탐상화면에 반사파형 크기 표시법

수신된 반사파 세기에 따라 그대로 탐상화면에 표시된다. 이때 표시되는 파형의 크기는 수신되는 초음파의 세기를 비율적으로 표시할 수 있는 데 비율은 %로 표시하는 방식과 dB로 표시하는 방식 중에 하나를 선택해야 한다.

- % 표시법은 수신되는 파의 세기를 정비례하여 표시하는 방법이다. 정비례란 수신된 반사파의 세기를 같은 비율로 곱하거나 나누어서 표시하는 방법이다. % 표시법은 반사파의 세기 그대로 표시되기 때문에 수신되는 파의 크기변화가 적을 때 사용하면 편하다. 변화가 크면 큰 신호가 들어와 측정화면을 초과하고, 작은 신호가 들어오면 화면에 너무 작게 표시되어 신호크기의 정확한 확인이 어렵기 때문이다.
- dB 표시법은 수신된 신호크기를 log 함수로 계산한 후에 표시하는 방법이다.

이 방법은 반사파의 크기 변화가 아주 큰 경우에 사용하는 방법이다. 일반적으로 탐상할 때 사용되는 방법이다.

여러 반사파(1차 반사파, 2차 반사파..)를 동시에 보고자 할 때 1차 반사파와 2차 반사파의 차이가 너무 많아서 이를 %법으로 표시하면 한 파형은 너무 크게 보이거나 아니면 너무 작게 보이기 때문에 두 파형을 동시에 화면에 표시할 수 없다.

표면과 저면을 왕복하는 반사파는 1차, 2차, 3차로 왕복하는 횟수에 따라 비례적으로 감소하지 않고 지수함수적으로 감소되기 때문이다.

지수함수적이란 수신되는 1차 반사파의 세기가 1000으로 수신된다면, 2차 반사파 세기는 100으로 수신되고 3차 반사파는 1로 수신되는 것을 말한다. 이를 그대로 화면에 표시하면 10배와 1000배의 차이가 나기 때문에 탐상화면에 1차 반사파를 적당하게 보이도록 설정하면 2차 반사파는 아주 작게 보이고 3차 반사파는 전혀 보이지 않게 되는 것이다. 이를 dB 표시법으로 나타내면 1000은 3으로 100은 2로 10은 1로 표시하게 되므로 수신되는 반사파 크기가 차이가 많아도 잘 표시할 수 있게 된다.

2. 수직 탐상화면 분석

수직탐상은 수직탐촉자를 사용하여 수직방향으로 초음파를 입사하여 검사하는 방법이다.

수직탐상으로 시험체의 두께를 측정할 수 있다. 다음은 두께측정시에 나타나는 탐상화면이다.

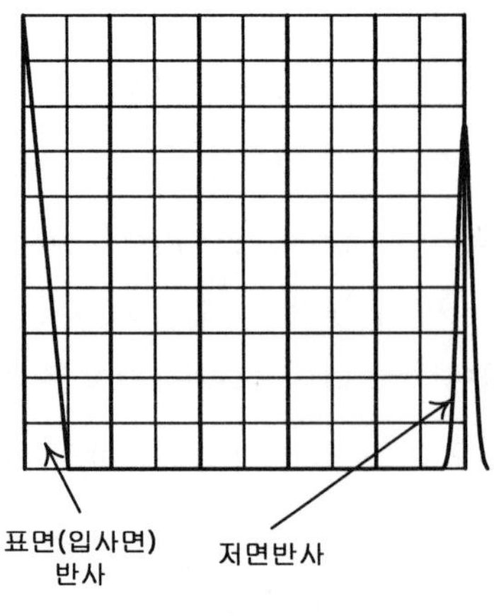

수직 탐상화면

두께를 측정하는 수직 탐상화면은 2개의 파형만 표시된다. 두 파형 중에서 왼쪽 큰 파형은 초음파가 입사되면서 시험체 표면에서 바로 반사되는 표면 반사파이다. 우측에 나타나는 파형은 저면(바닥)에서 반사되는 저면 반사파이다. 두 파형간의 간격이 시험체의 표면과 저면간의 거리를 나타낸다. 따라서 이 거리를 이용하여 시험체의 두께측정이 가능하다.

(1) 수직 탐상화면에서 저면 반사 에코파 분석하기

[준비물과 탐상기 기본 설정]

- 두께 : 50mm
- 음속 : 5900ms
- 탐촉자 종류 : 수직탐촉자
- 탐상 Range : 250mm
- Gain : 5TH 에코파가 보일정도로 선택

반사파의 수신은 반사된 파가 시험체 표면(윗면)에 위치한 탐촉자에 전달되면 내부에 들어 있는 진동자가 이를 감지하고 신호로 바꾸어 탐상장비로 보내고 장비는 신호처리를 하여 탐상화면에 파형으로 표시하게 된다.

시험체에 입사된 초음파 에너지는 저면에서 반사되어 표면으로 다시 되돌아오는데, 이때 표면에서 일부는 탐촉자로 전달되지만 나머지 에너지는 다시 표면에서 반사되어 저면으로 진행하게 된다.

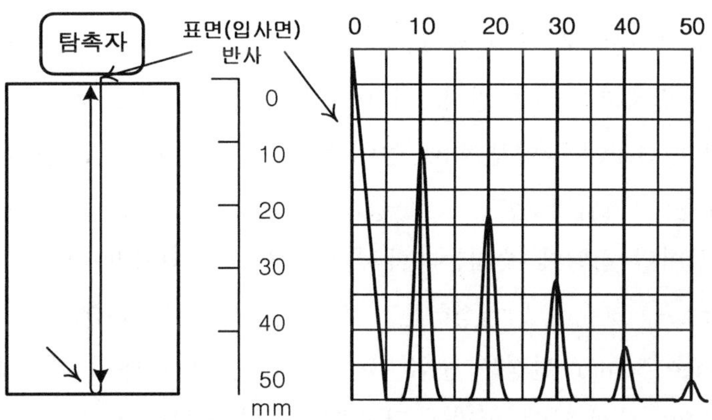

저면 반사파 에코 탐상화면

이러한 과정이 계속하여 왔다갔다하게 되는데 이를 에코 현상이라 한다. 에코 현상은 초음파 에너지가 완전히 소멸될 때까지 계속하여 반복하게 되고 이렇게 나타나는 파를 에코파, 에코 반사파 또는 다중 반사파라고 한다.

탐상기의 탐상화면에는 10개의 눈금표시(탐상기 종류에 따라 약간 다름)가 있다. 따라서 탐상 Range를 50mm로 설정하면 눈금 하나는 5mm를 나타내게 된다.

시험체 두께가 50mm인 경우에 5TH 에코파를 확인하기 위해서는 Range를 250mm으로 설정해야만 확인이 가능한다.

다음 화면은 Epoch 4 탐상장비로 두께 15mm 시험편(강재)을 수직탐상한 화면이다. 화면 하단에 Rng가 48.36mm로 설정되었음을 보여준다. Rng는 Range을 줄여서 표시한 것이다.

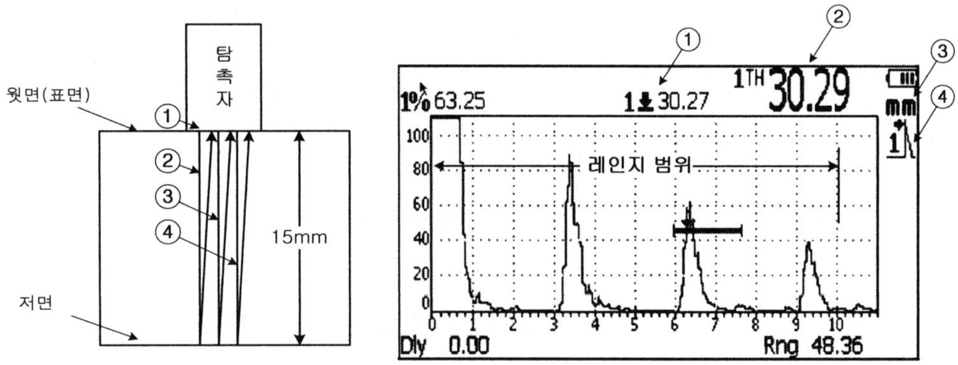

Epoch 4 에코파 탐상화면(Range : 50)

50mm로 Range를 설정하면 두께 15mm인 시험체에서 에코 반사파는 15mm, 30mm, 455mm 근방에 3TH 파형까지 탐상화면에 보여지는 것이 정상이다.

0mm에 나타난 첫 번째 파형은 표면반사파이다.

표면 반사파는 저면 반사파에 비해 강하기 때문에 표시되는 높이가 화면을 넘어가게 된다. Gain을 낮추면 최대 높이를 볼 수 있지만 다른 반사파가 너무 적게 표시되어 구분이 어렵게 된다.

탐상화면 하단에 숫자는 0에서 10까지 표시되지만 눈금은 11개까지 있다.

Range를 50mm로 설정하는 것은 눈금 10이 50mm가 된다는 것을 명심하자.

Range 50mm 설정은 눈금 10이 50mm를 나타내기 때문에 눈금(숫자) 하나는 5mm 의미하게 된다. 따라서 탐상화면에 나타나는 실제 거리는 눈금 1개가 더 있기 때문에 55mm까지 보여주게 된다.

참고 탐상화면 설명

- 게이트에 선택된 파형의 수직거리(표면부터)를 나타낸다.
- 게이트에 선택된 파형의 거리를 나타낸다. 표면부터의 거리이다. 수직, 수평, 사각에 상관없이 거리만 표시한다.
- 표시되는 거리의 단위를 표시한다.
- 게이트가 거리를 계산하기 위한 파형위치를 표시한다. Peak, Edge가 있다. 여기서는 Edge로 설정되어 있음을 보여준다.

에코파의 에너지(세기)는 1번 왕복할 때 마다 감소되는데 감소하는 정도는 지수적(함수)으로 감소하게 된다. 5^{TH}부터는 20% 이하로 떨어지고 거의 소멸되어 가고 있음을 알 수 있다.

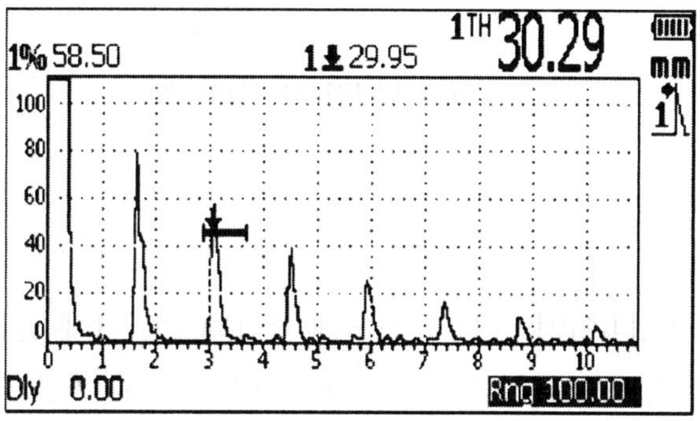

Epoch 4 에코 반사파 탐상화면(Range : 100)

(2) 수직 탐상화면에서 결함 반사파 분석하기

[준비물과 탐상기 기본 설정]

- 시험체 두께 : 50mm
- 음속 : 5900m/s
- 탐상 Range(거리범위) : 50mm
- 탐상방법 : 수직탐상

수직 탐상화면에서 다음과 같이 표시되면 시험체의 두께는 50mm이고 결함은 20mm 깊이에 존재하는 것을 알 수 있다. 시험체의 두께를 감안하여 탐상기 거리범위(Range)를 50mm로 설정하였다.

실제 탐상에서는 Range를 100mm로 잡는 것이 적당하며 수직탐상에서 거리는 깊이를 의미한다.

탐상화면에 표시되는 눈금은 0, 10, 20, 30, 40, 50으로 표시된다면 Range가 50mm일 때 작은 눈금은 5mm가 된다. 실제 탐상화면에서는 0～10으로 표시되어 있다. 탐상장비에 따라 다르게 표시될 수 있기 때문에 눈금 계산하는 방법을 개념적으로 알아둘 필요가 있다.

다음 그림에서 좌측 그림과 같은 시험체를 탐상하면 시험체 윗면에서 일어나는 표면 반사파는 0mm에 나타나게 되고 결함에 의한 반사파는 깊이 20mm에, 그리고 저면 반사파는 50mm에 표시된다.

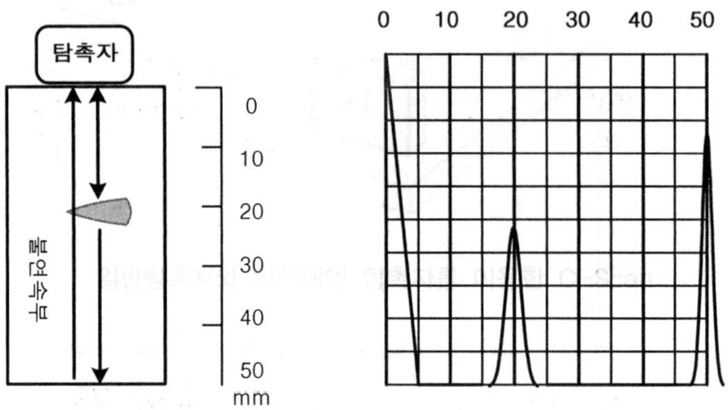

수직탐상과 탐상화면

다음 그림은 제시된 시험편을 이용하여 Epoch 4 탐상장비로 탐상한 화면이다.

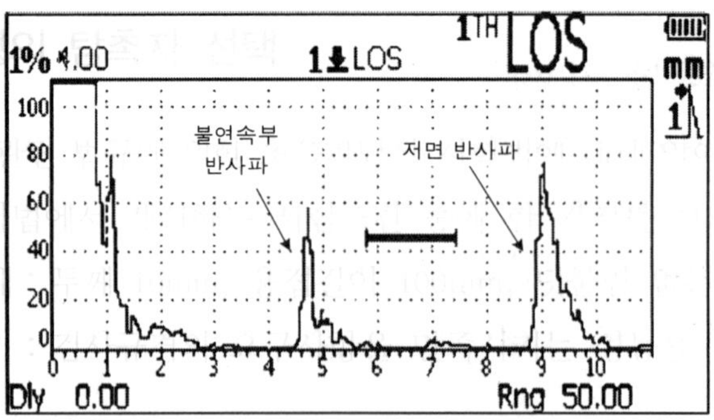

Epoch 4 수직탐상 탐상화면

[준비물과 탐상기 기본 설정]

- 시험체 두께 : 45mm
- 시험체 재질 : 강
- 결함위치(깊이) : 23mm
- 음속 : 5900m/s
- 탐상 Range(거리범위) : 50mm
- 탐상방법 : 수직탐상

실제 탐상화면을 보면 표면 반사파는 0mm, 결함은 23mm, 저면 반사파는 50mm에 표시되고 있음을 볼 수 있다. 화면 상단에 거리와 수직거리가 표시되지 않는 이유는 Gate 라인이 측정할 파형에 위치되지 않았기 때문이다.

(3) 다중 결함 반사파와 저면 반사파가 혼재할 때 분석하기

결함이 표면에 근접해 있거나 어느 정도 떨어져 있어도 결함의 크기가 크면 결함 반사에 의한 에코파로 인해 한 개의 결함이 다음 그림에서와 같이 2개의 결함으로 오인되는 경우가 있다. 대부분의 결함은 미세하기 때문에 보통의 환경에서는 결함에 의한 에코파는 표시되지 않지만 결함의 크기가 큰 경우에는 이론적으로 아래와 같은 현상이 발생하게 된다.

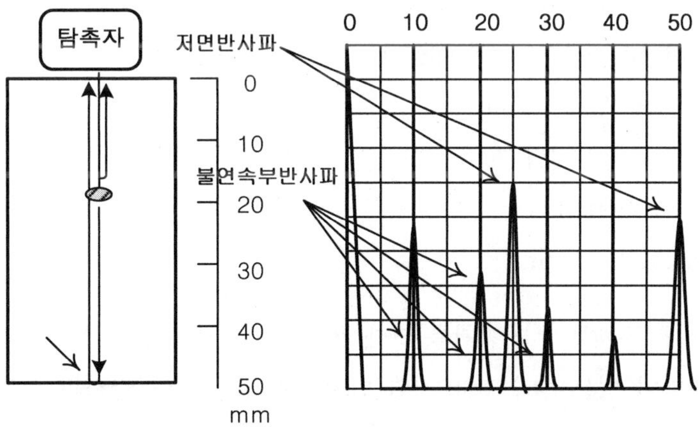

결함 에코파가 저면 반사파 앞에 표시되는 탐상화면

[준비물과 탐상기 기본 설정]

- 시험체 두께 : 50mm
- 결함위치 : 20mm(결함크기가 아주 큰 경우)
- Range : 100mm

결함의 깊이는 20mm이기 때문에 결함에 의한 에코파는 20(10)mm, 40(20)mm, 60(30)mm 순으로 나타나게 된다. 그리고 저면 반사파는 두께가 50mm라 50(25)mm에 표시된다. 이러한 경우에 20mm와 40mm에 결함이 존재한다고 판정할 가능성이 있다.

다음 화면은 Epoch 4 장비로 탐상한 실제 화면이다.

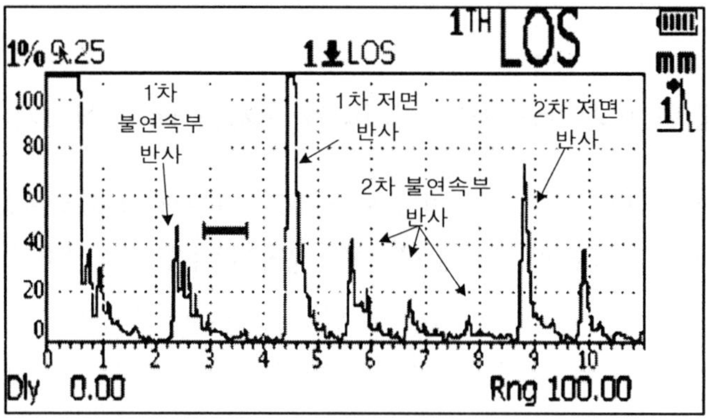

Epoch 4 탐상화면(수직)

[준비물과 탐상기 기본 설정]

- 시험체 두께 : 50mm
- 결함위치 : 대략 20mm
- Gaim : 60dB
- Range : 100mm

시험체 두께보다 레인지를 크게 설정되어 반복되는 저면 반사파를 확인할 수 있다. 결함이 있는 경우 1차 저면 반사파와 2차 저면 반사파는 결함이 없는 경우의 반사파보다 낮게 나타나는데 이는 결함에 의한 반사로 인해 투과되는 에너지가 줄어들기 때문이다.

1차 결함 반사파와 1차 저면 반사파는 다른 반사파에 의한 간섭(혼재)이 없기 때문에 명확한 분석이 가능하다. 그러나 1차 저면 반사파 이후에 나타는 파형은 2차 저면 반사파 사이에 3개의 반사파가 보이는데 이는 2차 결함 반사파와 다른 여러 경로에서 반사된 파들이 서로 혼재되어 나타나기 때문에 분석시 주의해야 한다.

(4) 수직 탐상화면에서 결함하단의 결함 분석하기

결함이 수직으로 겹쳐서 2개 이상이 존재한다면 결함 아래쪽에 있는 두 번째 결함은 잘 구분되지 않을 수 있다. 특히 두 번째 결함이 미세한 경우에는 탐상화면에 표시되지 않거나 너무 작게 표시되어 확인이 어렵다.

이러한 경우에는 Gain을 많이 올려서 결함 반사파를 크게 표시하게 되면 작은 결함도 크게 표시되기 때문에 확인이 쉬워진다.

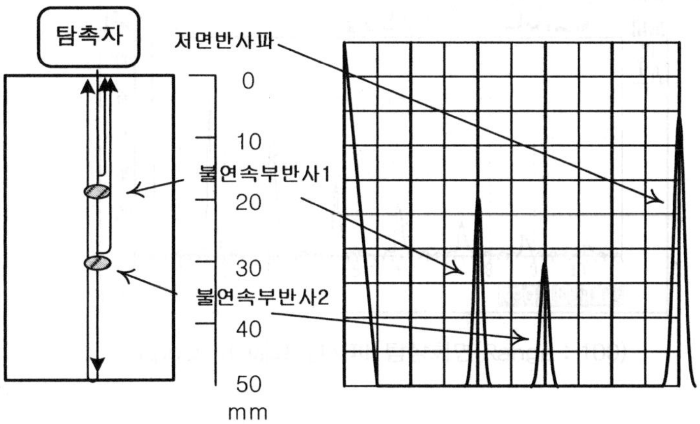

결함 아래 결함 탐상화면

(5) 수직 탐상화면에서 인접한 결함 분석하기

2개의 결함이 인접해 있는 경우에 하나의 결함으로 오인할 가능성이 높다. 2개의 결함이 서로 인접해 있다면 반사파는 다음 그림과 같이 하나로 보이는 경우가 대부분이다. 이는 반사파의 두께만 조금 큰 형태로 보여지기 때문에 길이가 긴 결함으로 오진할 가능성이 높다. 이러한 경우에는 주파수가 높은 탐촉자를 사용하거나 감도가 좋은 탐촉자를 이용하여 자세히 검사해야 한다.

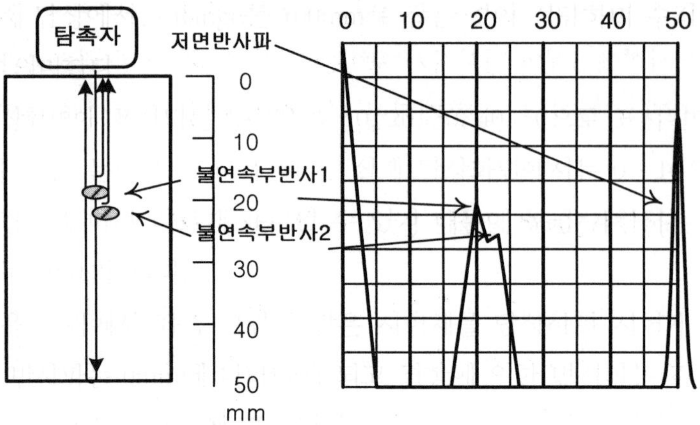

인접한 불연속부 반사파 탐상화면

(6) 수직 탐상화면에서 임의 재질 음속 찾기

재질이 무엇인지 모르는 시험체를 검사할 때 시험체의 음속을 찾는 방법이다. 음속을 알고 있는 대비시험편을 이용하여 미지의 시험체 음속을 찾을 수 있다. 임의의 시험체를 검사할 때 재질을 모른다면 탐상장비에 음속을 얼마로 해야 할지 알 수 없게 된다. 이런 경우 시험체 내부에 존재하는 결함이 탐상화면에 표시되어도 정확한 거리(깊이)를 알 수가 없다.

이때는 대비시험편(재질을 알고, 규격을 알고 있는 시험체, 표준시험편)을 이용하여 미지의 시험편 음속을 알아낼 수 있다. 먼저, 표준시험편으로 거리가 정확하게 표시되도록 교정을 시행한다. 그리고 미지의 시험편에서 저면 반사파 거리를 확인한다.

미지의 시험편에서 저면 반사파 거리가 44mm로 확인된다면 음속은 다음 수식을 이용하여 계산할 수 있다.

- 대비시험편 음속 : 5900m/sec, 종파 음속
- 대비시험편의 저면 반사파 거리 : 25mm
- 임의 시험편의 음속 : X m/s
- 검사 시험편의 저면 반사파 위치 : 44mm

$$5900 : 44 = X : 25 \quad \therefore x = 3350\text{m/s}$$

위의 방법을 이용하면 미지의 시험편이라도 음속을 찾아낼 수 있다.

3. 사각 탐상화면 분석

사각탐상은 시험체 내부에 존재하는 불연속부를 찾을 때 수직탐상이 어려운 경우 음파를 경사지게 입사시켜 탐상하는 방법이다.

경사지게 초음파를 입사되도록 만든 탐촉자를 사각탐촉자라고 한다. 경사각은 임의로 정할 수 있지만 많이 사용되는 경사각으로 45°, 60°, 70° 등 몇 가지로 정해져 제작된다.

(1) 횡파 사각탐상

탐촉자에서 발생되는 파는 종파이지만 사각입사시 종파의 일부가 횡파로 바뀌어 투과된다. 그리고 종파는 표면으로 진행되기 때문에 내부탐상에 영향을 주지 않는다고 설명하였다.

따라서 사각탐상은 제1임계각과 제2임계각 사이의 각을 갖는 탐촉자를 이용한다.

다음 그림에서 횡파 사각탐상을 통해 결함을 검사할 때 탐상화면을 구성한 것이다. 사각탐촉자에 입사각은 굴절각을 의미한다.

그리고 탐상기에 시험체 음속을 설정하면 설정된 음속과 설정한 각으로 거리를 계산해 화면에 표시해 준다.

사각탐촉자가 위치한 점에서 결함까지의 거리(사선방향 거리)가 25mm임을 나타내고 있다.

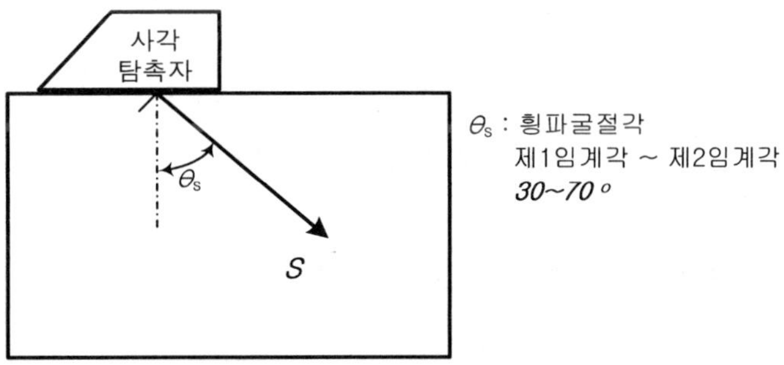

횡파 사각탐상

이 거리는 수직방향이나 수평방향으로 거리가 아닌 사각으로 진행한 실 거리임에 유의해야 한다.

- 시험체 두께 : 30mm

- 시험체 재질 : 강(3200m/s)
- 탐상 Range : 50mm
- 탐촉자에서 결함까지 거리 : 25mm

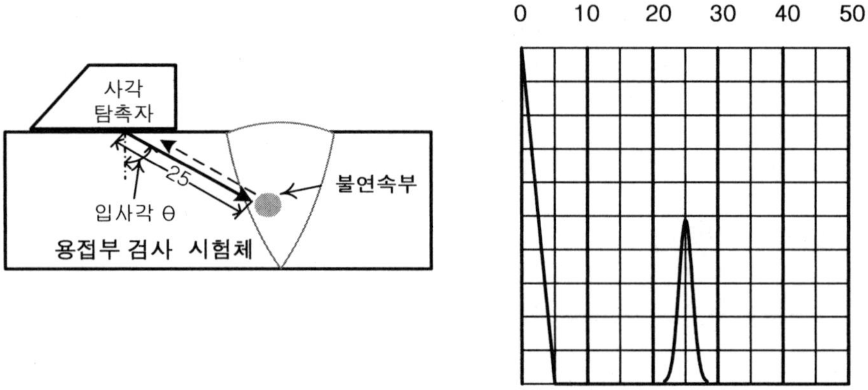

사각탐상에서 결함 반사파

사각탐상에서는 저면 반사파가 표시되지 않는다. 저면에서 반사가 되지만 경사각에 따라 다른 방향으로 반사되어 다양한 경우로 복잡하게 반사되기 때문에 탐촉자에 수신되는 경우는 거의 발생되지 않는다. 만일 수신된다 하여도 복잡한 경로로 인해 의미가 없는 파형으로 봐야 된다.

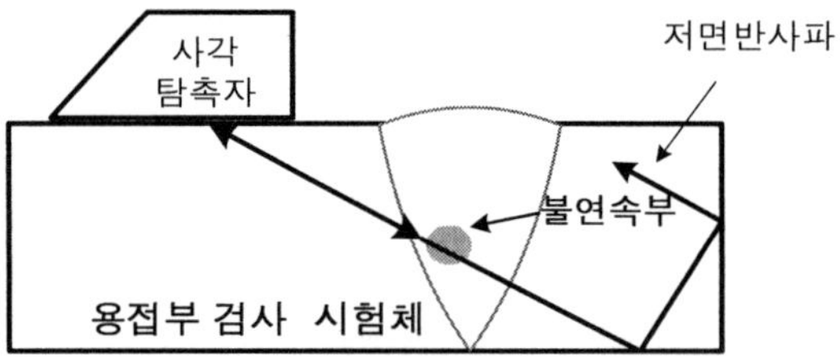

저면 반사파의 다양한 경로

(2) Epoch 4 탐상기를 이용한 사각 탐상화면

- 시험편 : STB-A3 표준시편
- 탐촉자 : 45도
- 주파수 : 2MHz
- 거리 Range : 50mm
- Gain : 40dB

반호의 중심점에 탐촉자의 입사점을 위치시킨다. 반호의 거리가 50mm이기 때문에 Range를 50mm로 설정한다.

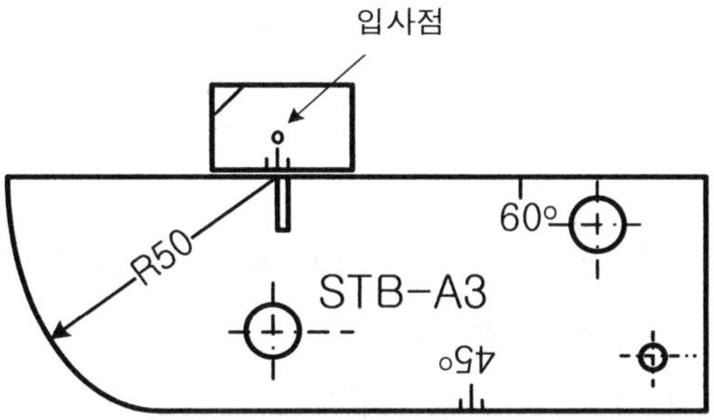

STB-A3 표준시편 규격과 탐촉자 위치

Range가 50mm일 때 눈금 1은 5mm이고 눈금 5는 25mm, 눈금 10은 50mm를 나타낸다.

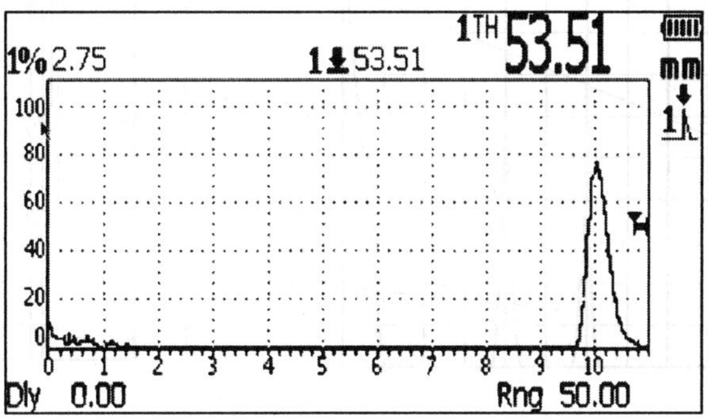

- 거리 Range : mm
- Gain : 50

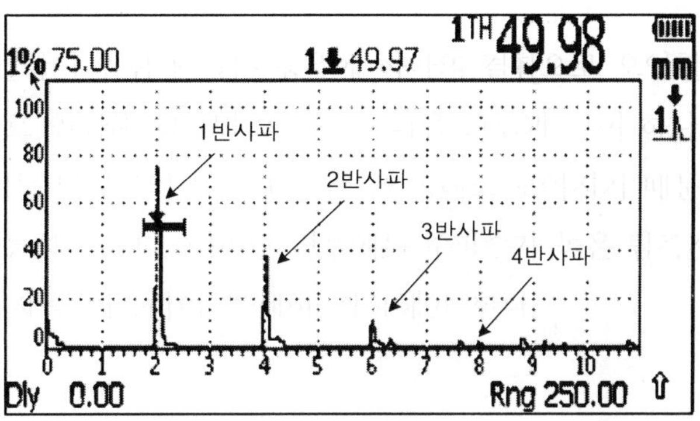

반사파 에코를 확인하기 위해 Range를 증가시키고 반사파 파형이 잘 보이도록 Gain을 적절히 조절하면 앞의 그림과 반사 에코파를 볼 수 있다.

(3) 입사각(굴절각)에 의한 수신감도 차이

굴절각은 재질의 종류(음속)에 의해 결정된다. 탐촉자에 명기된 각은 강재에서 입사되는 각이다. 강재가 아닌 다른 재질에서 사용한다면 각이 달라지게 된다. 보통 입사각과 굴절각은 같은 의미로 사용하고 있다.

동일 재질에서 같은 결함에서 반사되는 반사파 세기가 입사각이 다른 두 탐촉자(45° 탐촉자와 70° 탐촉자)에서 수신감도 차이가 얼마나 나는지를 알아보고자 한다. 탐상화면에 수신되는 반사파의 크기를 비슷하게 표시되도록 Gain을 조정하여 비교해 보았다.

- 45° 탐촉자
  - 탐촉자 : 2MHz, 45°
  - 거리 Range : 250mm
  - Gain : 48dB

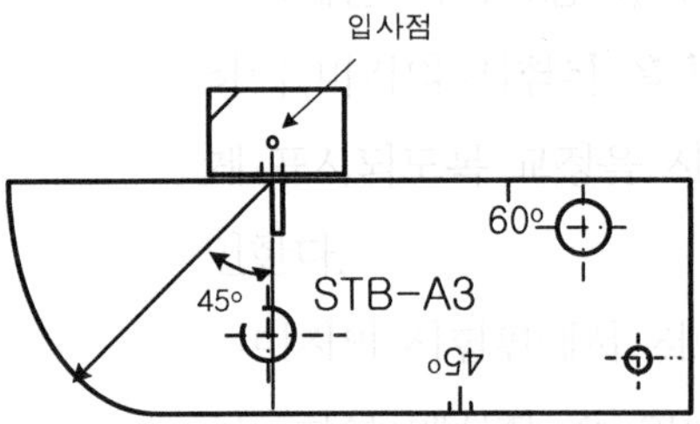

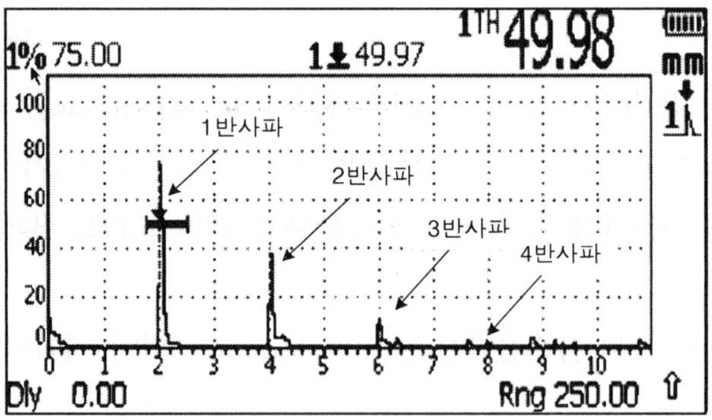

45° 탐촉자일 때 다중 에코파 탐상화면

- 70° 탐촉자
  - 탐촉자 : 2MHz, 70°
  - 거리 Range : 250mm
  - Gain : 60dB

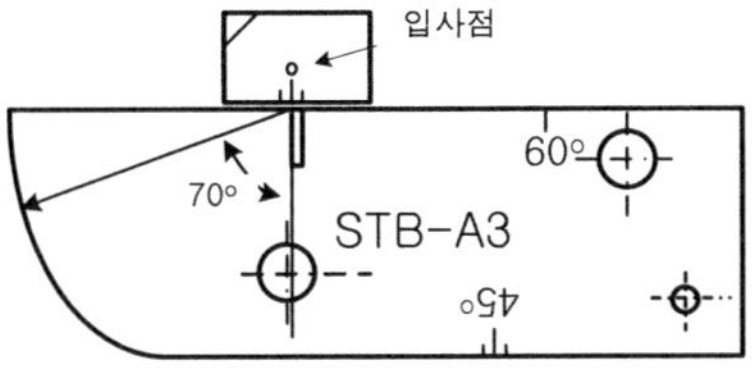

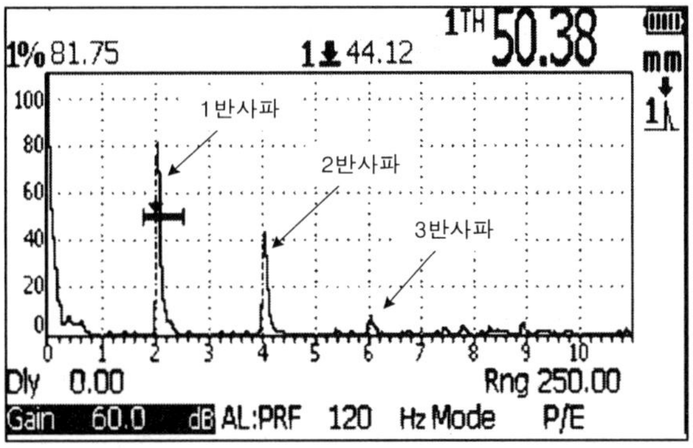

70° 탐촉자일 때 다중 에코파 탐상화면

두 탐상 화면에 반사파의 크기를 비슷하게 표시되도록 탐상기의 Gain을 조절하였다.

- 45° 탐촉자 경우 Gain 설정 : 48dB
- 70° 탐촉자 경우 Gain 설정 : 60dB

위의 결과는 동일 성능의 탐촉자 경우에 입사각이 낮을수록 수신되는 에너지가 높음을 볼 수 있다. 따라서 사각탐상에서 입사각이 큰 탐촉자를 사용하는 경우에는 Gain을 높게 설정하고 입사각이 낮은 탐촉자를 사용하는 경우에는 Gain을 낮게 설정해야 한다.

(4) 사각탐상에서 거리계산

사각탐상에서 결함과 거리는 수직이나 수평거리가 아니라 입사각에 따라 진행된 거리이다. 사용하는 각에 따라 수평거리가 달라지기 때문에 결함을 검사할 때 사용하는 탐촉자 각을 염두에 두고 검사를 수행해야 한다.

입사각이 낮으면 결함에 가까이 근접해야 되고 입사각이 높으면 결함에서 떨어져야 한다. 입사된 파를 결함에 바로 반사시켜 검사하는 방법과 저면에서 한 번 반사시켜 결함을 찾는 방법이 있다.

탐상시에 결함에서 바로 반사시키는 경우는 반사되는 에너지가 높기 때문에 Gain을 크게 할 필요가 없으나 저면에서 반사시킨 후에 결함에서 반사되는 에너지는 아주 낮기 때문에 Gain을 크게 하여야 화면에 표시된다.

그리고 검사하는 방법에 따라 결함까지 거리를 계산하는 방법이 다르다.

- 입사파가 저면에서 반사될 때 위치를 0.5skip 빔거리라고 한다.

• 저면에서 반사된 파가 윗면에 도달될 때 위치를 1skip이라 한다.

0.5skip 거리까지는 굴절파가 직접 결함에서 반사하게 된다.

0.5skip 이후부터는 굴절파가 저면에서 반사된 파가 결함에서 반사되고 결함반사파는 다시 저면에서 반사된 후에 탐촉자에 수신되게 된다.

1skip은 저면에서 한 번 반사된 파형이 표면에서 다시 반사되어 입사점으로 돌아오는 수평거리이다. 그리고 그 절반거리는 0.5skip 이라 한다. 1skip와 0.5skip은 초음파가 경사각으로 실제로 진행된 거리를 수평으로 고려한 것이다.

W를 빔 행정거리라고 한다. 초음파가 실제로 진행한 거리이다.

Y는 수평거리이며 보통 스킵(skip)으로 표현한다.

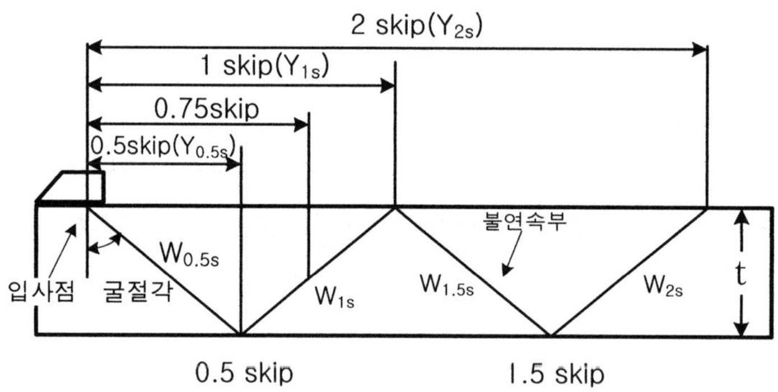

여기서

$W_{0.5s}$: 입사점에서 저면까지의 초음파가 진행한 실거리, 0.5skip 빔 행정거리

W_{1s} : 입사점에서 초음파가 실제 저면에서 한 번 반파 후 표면까지 진행한 실거리, 1skip 빔 행정거리

$Y_{0.5s}$: 입사점에서 0.5skip까지 수평거리

Y_{1s} : 입사점에서 1skip까지 수평거리

사각탐상에서 탐상기가 실제로 측정한 거리는 탐촉자부터 결함까지 초음파가 진행한 거리이다. 검사보고서에 필요한 결함위치를 표시하기 위해서는 탐상면에서 수평거리와 수직거리가 필요하다.

따라서 사각탐상시 측정된 거리와 설정된 음속을 바탕으로 굴절각을 찾고 이를 이용하여 수평거리와 수직거리를 계산하여 표시하게 된다.

거리계산에는 Sin함수, Cos함수, tan함수인 삼각함수를 이용하여 계산한다. 이때 빔 행정거리에 따라 계산식이 달라진다.

- 0.5skip 이내일 때 적용되는 식

$$W_{0.5s} = \frac{t}{\cos\theta}$$

$$Y_{0.5s} = t \times \tan\theta = W_{0.5s} \times \sin\theta$$

- 0.5～1skip일 때 적용되는 식

$$W_{1s} = \frac{2t}{\cos\theta}$$

$$Y_{1s} = 2t \times \tan\theta = W_{1s} \times \sin\theta$$

여기서 θ : 입사각, t : 시험체의 두께

이제 사각탐상으로 용접부 검사를 할 때 탐촉자가 위치에 따라 어떤 식이 적용되어야 하는지 살펴보자.

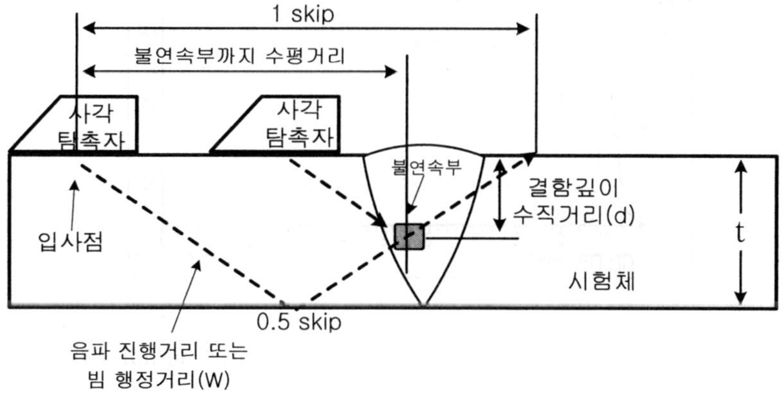

- 거리가 0.5skip 이하일 때 거리 계산식

수평거리 : $Y_{0.5s} = t \times \tan\theta = W_{0.5s} \times \sin\theta$

수직거리 : $d = W\cos\theta$

- 거리가 0.5skip 이상일 때 거리 계산식

수평거리 : $Y_{1s} = 2t \times \tan\theta = W_{1s} \times \sin\theta$

수직거리 계산공식 : $d = 2t - W\cos\theta$

(5) 종파 사각탐상

사각탐상은 사각으로 입사할 때 종파의 일부가 모드변환으로 발생되는 횡파를 이용하여 탐상하는 것이 일반적이다. 그러나 특별한 경우에 종파를 이용한 종파 사각탐상을 하기도 한다.

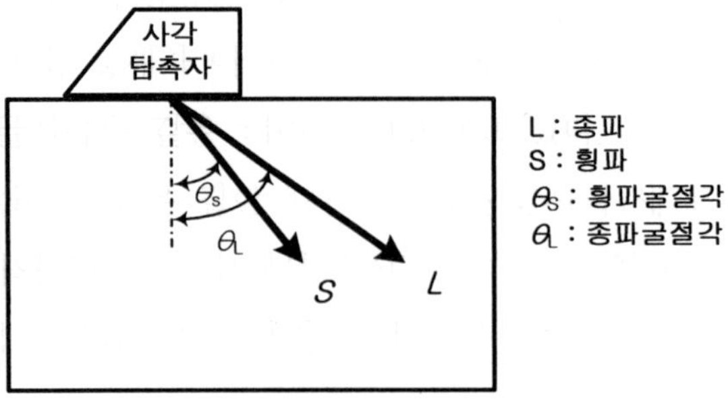

종파 사각탐상

종파를 사용하는 이유는 종파가 횡파보다 긴 파장을 가지고 있어 횡파에 비해 침투깊이가 깊고 산란이 적은 특성을 가지고 있기 때문이다. 이로 인해 입자구성이 균일하지 않는 재질에 대한 검사가 용이하다.

사각탐상에서 횡파가 아닌 종파를 사용할 때 방법을 다시 설명하면 종파 입사각이 제1임계각과 제2임계각 사이에 각을 이용하면 횡파 사각탐상이 되지만 제1임계각보다 작은 각을 이용하면 종파 사각탐상이 된다. 제1임계각보다 작은 각은 0°에서 제1임계각 사이의 각을 말한다. 이때는 굴절종파 각이 90°보다 작기 때문에 굴절종파는 시험체 내부로 투과되기 때문에 시험체 내부에는 종파와 횡파가 동시에 진행되게 된다.

종파와 횡파가 동시에 진행될 때 왜 종파탐상이라 하는지 그 이유는 횡파와 종파의 속도가 빠르기 때문이다. 강재에서 음속은 횡파는 약 3200m/s이고 종파는 약 5900m/s이기 때문에 종파에 의한 결함반사파가 먼저 표시되기 때문이다. 따라서 결함에 의한 반사파들을 잘 분석하면 종파 반사파와 횡파 반사파를 구분할 수 있다.

(6) 용접부와 사각탐상

용접부 검사를 하는 이유는 두 철판을 이어붙이기 위해 용접을 하는데 용접과정 중에 발생되는 문제로 인하여 결함(공동, 틈, 흠, 크랙)이 발생할 가능성이 아주 높다. 용접부에 발생된 결함은 사용 중에 파단될 가능성이 높기 때문에 이를 방지하고자 용접부 검사를 수행한다.

용접부 검사는 주로 사각탐상을 통해 검사한다. 용접비트로 인해 표면이 거칠기 때문에 비드 위에 수직탐촉자를 위치시키지 못하기 때문이다. 거친 표면은 표면에서 대부분 난반사가 일어나기 때문에 초음파가 제대로 입사되지 못해 수직탐상이 불가능하다. 따라서 용접부에 발생되는 결함은 사각입사 방식으로 검사하는 것이 일반적이다.

4. 표면파 탐상

표면파 탐상은 표면파를 이용하여 시험체의 표면에 존재하는 불연속부를 탐상하는 방법을 말한다. 표면파 발생은 탐촉자에서 입사되는 음파의 경사각을 제2임계각 이상의 큰 각으로 입사하면 된다. 제2임계각 이상의 각으로 입사하면 입사된 초음파는 종파와 횡파 둘 다 굴절각이 90°가 되어 표면을 따라 진행하는 표면파가 된다. 이러한 특성을 이용하는 방법을 표면파 탐상이라 한다.

표면파 탐상에 사용되는 탐촉자는 분산각이 큰 것을 선택하는 것이 유리하다. 빔이 퍼지는 분산각이 클수록 분산에 의해 표면으로 진행되는 파가 많아지기 때문이다. 표면파 탐상은 형태가 복잡하고 표면접촉이 어려운 시험체 표면검사에 이용된다. 형태가 복잡한 경우에는 자분탐상을 수행하기 어려운 경우에 사용한다.

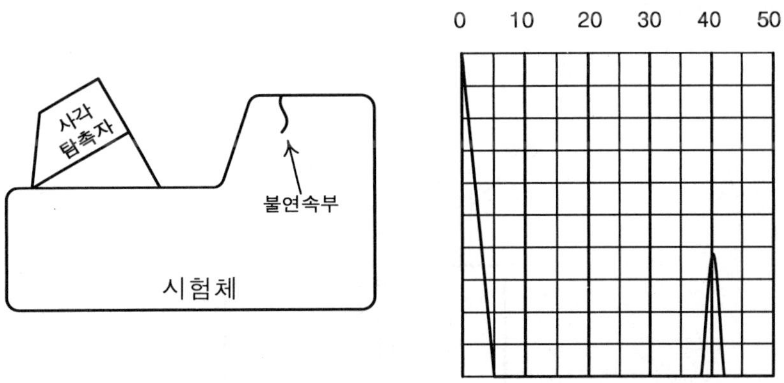

사각탐촉자를 이용한 표면탐상

1.7 기타 탐상법

기타 탐상법에는 판파법과 크리핑파(creeping wave)법 그리고 수침법이 있다.

1. 판파법

시험체에 판파(Lamb wave)를 이용하는 탐상하는 방법이다. 판파법은 표면 결함과 내부결함을 동시에 검사할 수 있다. 그리고 음파 전달과정에서 확산에 의한 손실이 적어 검사 가능한 거리나 두께가 수m 이상이라도 가능하다.

2. 크리핑파법

시험체 면을 따라 전달되는 종파를 이용하며 표면파탐상과 같이 시험체 표면의 불연속부에 의해 산란이나 반사가 발생하는 현상을 이용하여 표면 탐상을 하는 방법이다.

3. 수침법

물을 이용하여 시험체를 검사하는 탐상법이다. 물은 초음파 에너지가 잘 흡수하기 때문에 전파손실(진행에 의한 감쇠)이 검사 가능거리가 판파법에 비해 짧아지는 단점은 있으나, 시험체의 형상에 구애받지 않고 다양한 검사가 가능한 이점이 있다.

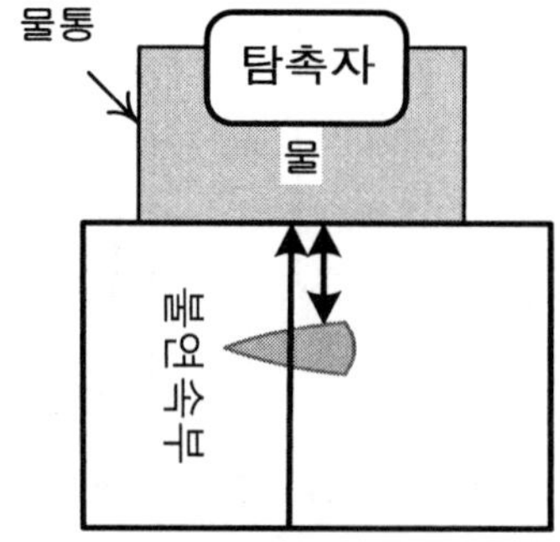

수침법

수침법은 시험체와 탐촉자를 액체(물)속에 넣거나 물에 밀착시켜 검사한다. 물을 이용하기 때문에 검사장비가 복잡하고 특정한 장소에서 검사가 가능하여 현장에서는 많이 사용하지 않는다. 연구소나 특수한 환경에서 사용되며 수작업으로 검사하기 보다는 자동탐상장비를 이용하는 경우가 많다.

(1) 수침법의 장단점

1) 장 점

- 모든 종류의 파를 사용할 수 있다.
- 탐촉자를 시험체에 직접 접촉시키는 직접 접촉법이 아니라 물을 통한 간접 접촉법이라 접촉압력에 변화가 없어 반사파의 크기가 일정하다.
- 간접 접촉으로 인해 탐촉자와 시험체에 물리적인 손상이 발생하지 않는다.
- 자동화 장비사용으로 빠른 속도로 검사가 가능하다.
- 복잡한 형태의 시험체도 검사가 가능하다.
- 불감대가 없기 때문에 두께가 얇은 판재도 검사가 가능하다.

2) 단 점

- 자동화된 탐상장비로 인하여 장비가 크고 복잡하다.
- 탐상장비의 이동성이 떨어진다.
- 사용되는 액체로 인해 시험체를 부식시킬 수 있다.
- 탐촉자 방수처리가 필요하다.

(2) 수침법의 방법에 따른 분류

수침법은 물을 시험체에 적용시키는 방법에 따라 전몰 수침법과 국부 수침법으로 구분한다.

1) 전몰 수침법

전몰 수침법은 시험체와 탐촉자를 물이 들어 있는 수조 속에 넣어 검사하는 방법이다. 수조 속에는 탐촉자의 이동과 방향조절을 위한 운반차, 이동시 지지대인 브리지와 같은 부수적인 장비가 들어 있다.

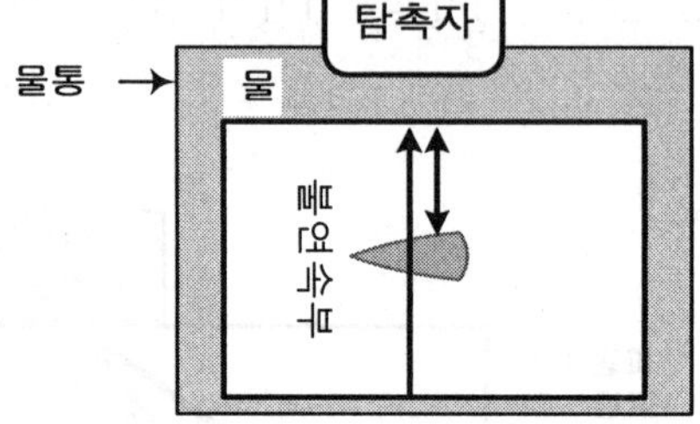

전몰 수침법

탐촉자와 시험체가 물 속에 있기 때문에 탐촉자와 시험체 간에 특정 거리를 두어야 한다. 이를 물간거리(water distance)라 한다.

여기서 물간거리는 검사 가능한 시험체 두께 결정에 중요한 요소로 작용한다.

초음파를 시험체에 직접 입사시키는 직접 접촉법에서는 표면 반사파가 하나뿐이지만 물을 매질로 하는 수침법에서는 반사파가 하나 더 발생됨을 볼 수 있다. 이는 탐촉자에서 발생된 초음파를 물에 먼저 전달하고, 물에 전달된 초음파를 시험체로 전달시키기 때문이다. 따라서 탐촉자에서 발생된 초음파가 물에 입사되면서 물과의 경계면에서 반사하게 된다. 이를 초기 반사파라 한다.

그리고 물에 전달된 초음파는 다시 시험체로 전달되면서 시험체 표면에서 또 반사가 일어난다. 이는 표면 반사파라 한다. 그 후에 시험체에 입사된 파가 진행하다가 결함(불연속부)을 만나면 일부는 반사하여 결함 반사파가 되고, 나머지는 계속 진행한 후에 저면에서 반사하게 된다.

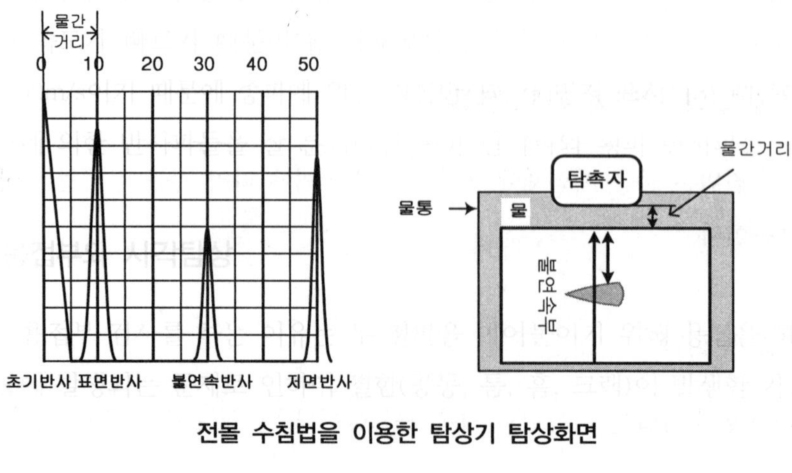

전몰 수침법을 이용한 탐상기 탐상화면

따라서 전몰 수침법에서 탐상화면에 표시되는 반사파는 초기 반사파, 표면 반사파, 결함 반사파, 저면 반사파이다.

한편 수침법에서 반사파를 보고 결함을 분석할 때 반사파들이 제대로 잘 표시하고 있는지 자세하게 살펴보아야 한다. 물간거리 설정에 따라 2차 표면 반사파가 저면 반사파 앞에 표시될 수 있기 때문이다. 이런 현상에 대해 자세히 살펴보자.

보통 거리범위(Range)를 조금 크게 잡으면 2차 표면 반사파를 볼 수 있다.

거리범위를 아주 크게 잡으면 다른 반사파들의 2차 반사파도 볼 수 있다. 여기서는 필요 범위 내의 반사파만 고려하여 분석해 보기로 한다.

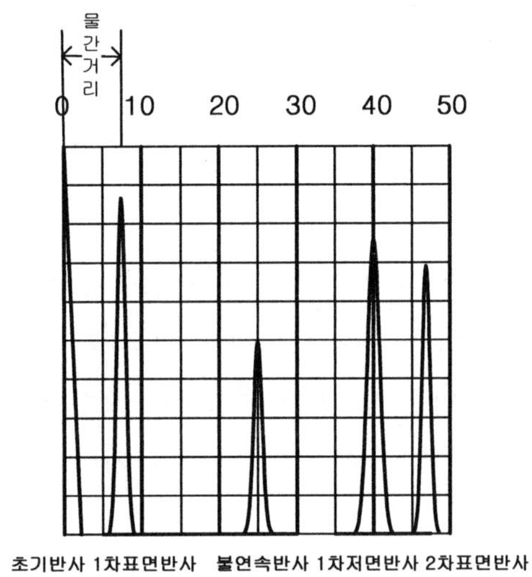

물간거리가 정상인 경우 탐상화면

- 첫 번째 파형은 물에서 반사되는 초기반사파이다.
- 두 번째 파형은 시험체 표면 반사파이다.
- 세 번째 파형은 시험체 결함 반사파이다.
- 네 번째 파형은 시험체 저면 반사파이다.
- 다섯 번째 파형은 시험체 2차 표면 반사파이다.

물간거리를 너무 짧게 설정했을 때 탐상화면을 살펴보면 2차 표면 반사파가 전면파보다 앞에 나타나는 현상을 볼 수 있다. 이는 물에서 초음파 음속이 시험체에서 음속에 비해 약 4배 정도 느리기 때문에 나타나는 현상이다.

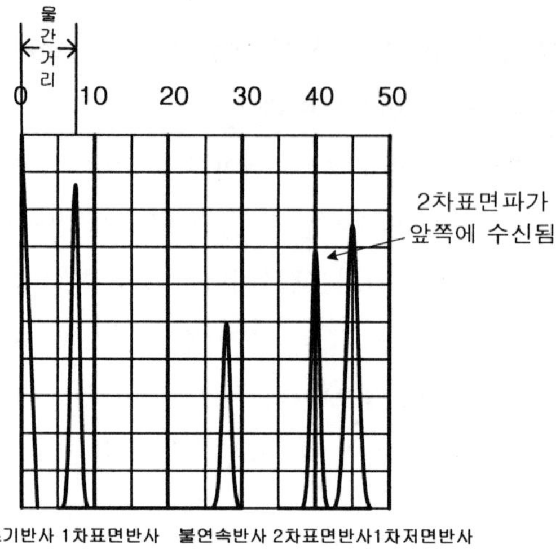

물간거리가 너무 짧은 경우 탐상화면

정상적인 환경이라면 반드시 2차 표면 반사파 앞쪽에 1차 저면 반사파가 표시되어야 한다.

물간거리가 짧게 설정되면 물속에서 음속과 강재에 음속의 차이로 2차 표면 반사파가 1차 저면 반사파 앞쪽에 나타나는 경우가 생긴다. 이때는 시험체 두께를 잘 살펴 2차 표면 반사파를 두 번째 결함으로 오인하지 않도록 해야 한다.

정상적으로 반사파가 표시되기 위한 물간거리 계산은 다음과 같다.

$$물간거리(D) > \frac{V_w}{V_s} \times T$$

여기서 D : 물간거리, V_w : 물 속에서 초음파 전달속도

V_s : 시험체에서 초음파 전달속도, T : 시험체 두께

물과 강재 음속

매 질	음 속[m/s]
물(Water)	1500
강(Steel)	5900(종파)
강(Steel)	3200(횡파)

강재인 시험체에 수침법을 적용할 때 물간거리는 다음과 같이 계산된다.

물속에서 초음파 전달속도(종파)는 1500m/sec이다. 시험 체내에서 전달속도(종

파)는 5900m/sec이다. 계산하면

$$\text{물간거리}(D) > \frac{1500}{5900} \times T \fallingdotseq 0.25\,T$$

가 된다. 계산에 의하면 수침법으로 강재 검사시에 물간거리는 시험체 두께의 약 0.25배 이상 되어야 한다. 두께 100cm인 시험체를 검사할 때 필요한 물간거리는 25cm 이상이어야 함을 의미한다. 초음파탐상에서는 위 수식을 일반화시켜

$$\frac{T}{4} + \frac{1}{4}\,[\text{인치}]$$

로 표현하고 있다.

2) 국부 수침법

국부 수침법은 시험체 전체를 물속에 넣지 않고 필요한 부분만 물에 접촉시켜 검사하는 방법이다. 시험체 일부분만 물에 접촉시킨다 하여 국부 수침법이라 한다. 물을 접촉시키는 방법에 따라 Bubbler법과 Wheel법으로 구분한다.

- Bubbler법 : 위쪽이 열려져 있는 물탱크 위에 검사할 시험체를 올려서 물에 접촉(수침)되게 하는 방법이다. 물통에 물을 계속 공급하여 조금씩 물이 넘치게 하여 물과 시험체 면이 잘 밀착되도록 한다. 탐촉자 높이를 조절하여 물간거리를 정한다. 시험체의 형태가 판재(plate)와 같이 평탄하고 소형일 때 적용이 가능하다.

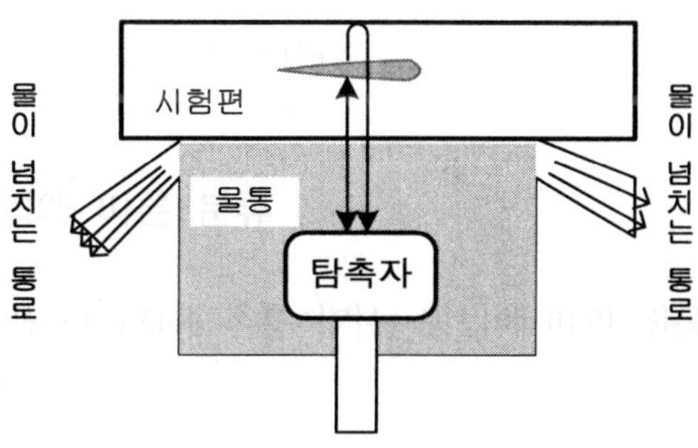

Bubbler법

- Wheel법 : Wheel법은 물로 채워진 타이어 바퀴(wheel) 속에 탐촉자를 부착하여 검사하는 방법이다. 수레바퀴처럼 굴리면서 검사하기 때문에 편평하고 크고

넓은 면적을 검사할 때 사용하는 검사법이다. 탐촉자는 바퀴축에 달려있고 입사각을 원하는 대로 조절할 수 있다. 수직탐상, 사각탐상 모두 가능하다.

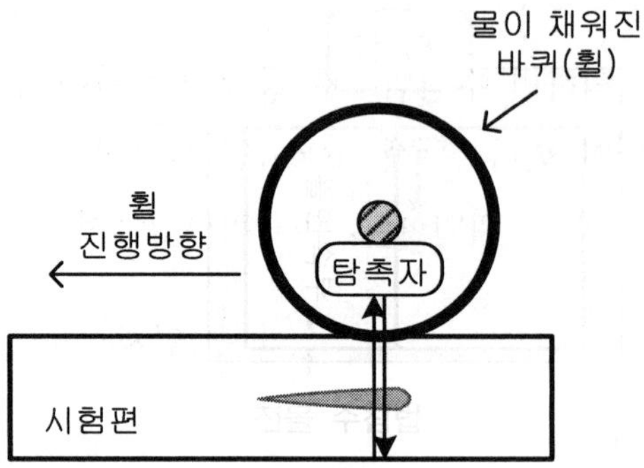

Wheel법

제2장

위상배열 탐상기

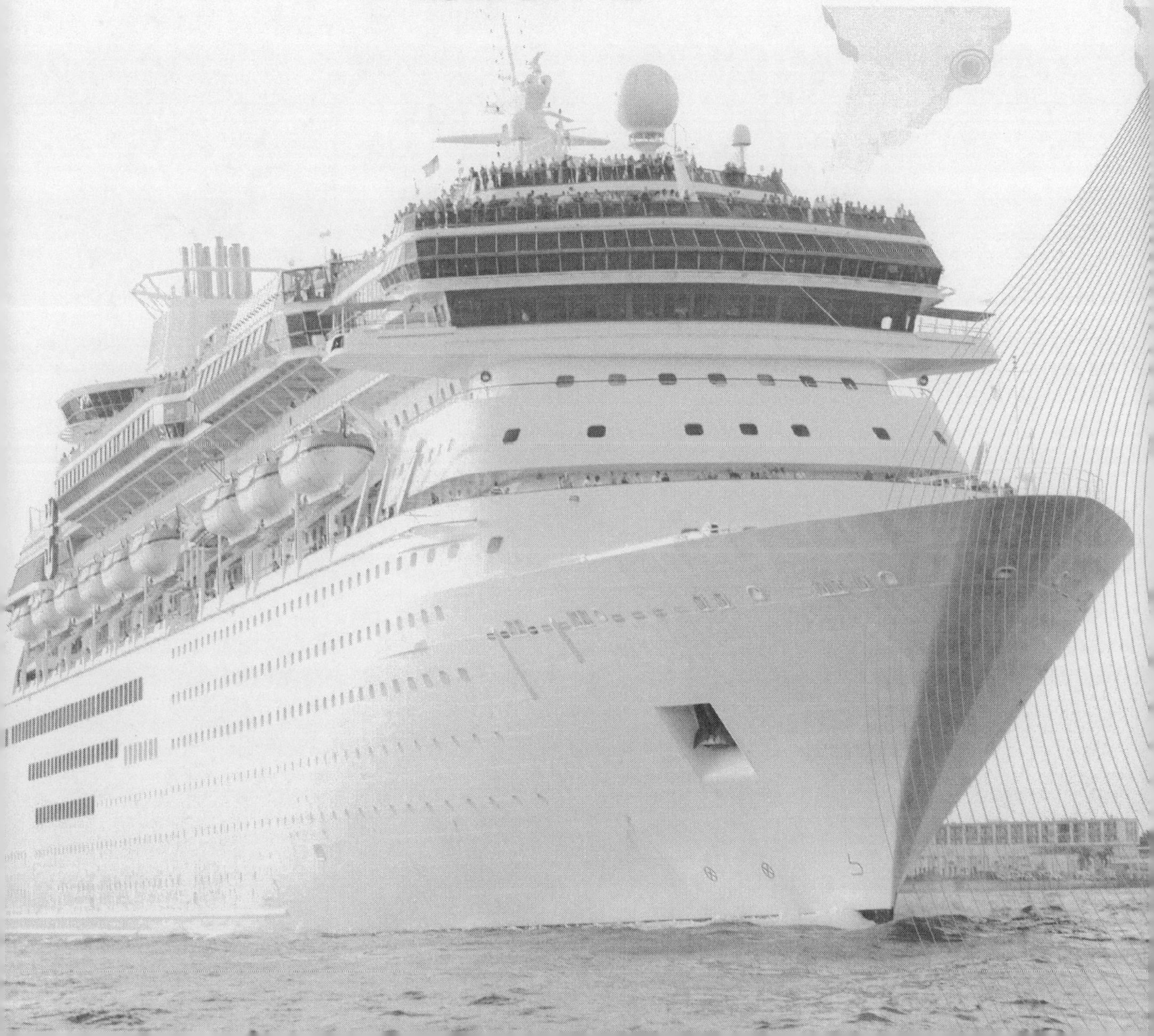

2.1 위상배열탐상 개요

1. 위상배열탐상

초음파를 이용한 초음파탐상 기술은 계속 발전하고 있다. 수년 전부터 조선현장에 위상배열(복합)탐상기의 도입이 추진되었고 이제는 활용도를 점차 늘려가고 있다. 기존의 초음파장비를 이용한 탐상방법은 초음파검사(UT)에 대한 이론적 지식과 탐상방법들에 대한 상당한 기술적 지식과 많은 현장경험을 요구하고 있어 경험 있는 전문가들이 반드시 필요하였다.

특히 자동화 장비의 사용보다는 수작업이 많은 조선현장에서는 용접부에 발생되는 결함을 검사하기 위해 많은 전문인력을 필요로 하고 있고, 검사원들은 작업환경이 열악하여 많이 힘들어 한다. 그럼에도 불구하고 RT 검사를 제외한다면 다른 대안이 없고 UT 검사법이 RT 검사법에 비해 안전하기 때문에 더 많은 분야로 점차 확대되어 가고 있다. 이런 상황에서 복합 탐상기의 출현은 기존 탐상기를 이용하는 탐상에서 발생되는 어려운 문제를 쉽게 해결해 주게 된다.

- 첫 번째는 검사의 간편성과 검사시간의 단축이다.
  기존 탐상법으로 시험체의 한 면을 탐상할 때, 전체 면을 빠짐없이 지그재그로 탐촉자를 움직이면서 하나하나 검사한다. 검사 중에 결함이 순간적으로 표시되는 데 이 화면을 잠깐 놓치거나 한 부분이라도 빠지게 되면 결함을 놓칠 수 있어 차후에 문제가 생기는 경우가 발생할 수 있다. 위상배열 탐촉자를 사용하는 경우에는 이러한 문제를 많이 줄일 수 있게 해준다.
- 두 번째는 검사결과에 대한 판정이 쉽다.
  기존의 검사에서는 수평과 수직으로 모두 움직이면서 검사를 해야 한다. 하지만 위상배열탐상에서는 수평으로만 움직이면 수직은 자동적으로 탐상이 되고 탐상된 화면을 모두 저장되기 때문에 나중에 저장된 화면을 통해 언제든지 분석할 수 있어 결함이 표시되는 화면을 놓치지 않고 미세 결함도 명확하게 확인할 수가 있다. 이는 검사요원과 판정요원을 구분해서 운영할 수도 있어 인력운영상에서 효율성을 높이는 요인도 된다.

위상배열 탐촉자에서 수직으로 자동탐상이 가능한 이유는 다수의 진동자를 가지고 있기 때문이다. 다수의 진동자를 적절히 배열하고 잘 이용하면 다양한 형태의 자동탐상이 가능하다.

다음 그림에서 위상배열 탐촉자의 진동자가 진동되는 방법에 따른 다양한 탐상 특성을 보여주고 있다. 모든 진동자를 동시에 진동시키면 기존 탐촉자(probe)와 동일한 기능이 구현된다. 그리고 일부 진동자만 진동시키거나 순차적으로 진동시키면 다양한 형태의 기능 Conventional Transduce는 기존의 일반 수직용 탐촉자이다. 16 Element Array Probe는 16개의 진동자를 가지고 있는 PA 탐촉자이다. 중간 탐촉자의 빔은 16개의 Element가 모두 진동할 때 나타나는 형태이다. 그리고 좌측 탐촉자의 빔은 일부(3~5개) 진동자만 진동시킬 때 나타나는 형태이다.

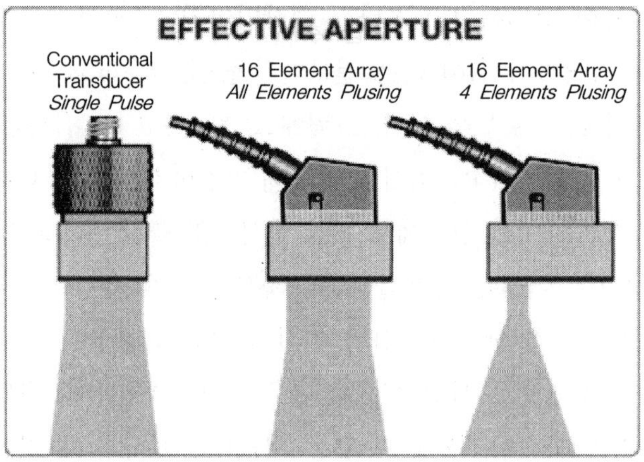

* 출처 : 올림푸스 홈페이지

기본 탐촉자와 위상배열 탐촉자의 초음파 빔형태

위상배열 탐촉자에서 구현 가능한 여러 가지 스캔 방법에 대해 다음에서 상세하게 보여주고 있다. 위상배열 탐촉자는 수직용 탐촉자와 사각용 탐촉자를 별도로 구분하지 않는다. 위상배열 탐촉자는 필요에 따라 수직으로 동작시키거나 사각으로 동작시키는 기능구현이 가능하기 때문이다.

일반적인 수직탐촉자 기능과 사각탐촉자 기능 외에 구현 가능한 스캔 기능들을 살펴보면 Linear Angle 기능, Linear 기능, Sectorial 기능, Sectorial Angle 기능, Depth(집속) 기능 모두를 가지고 있다.

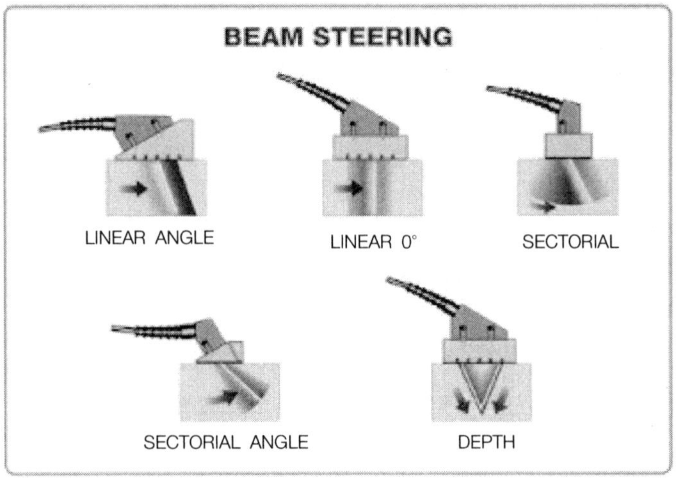

* 출처 : 올림푸스 홈페이지

위상배열 탐촉자의 다양한 스캔 기능

2. 위상배열 탐촉자

(1) 위상배열 탐촉자 구조

기존의 탐촉자는 1개나 2개의 진동자만을 가지고 있으나 위상배열 탐촉자(phased array probe)는 여러 개의 진동자를 가지고 있다. 진동자들은 작은 Element라 하는데 이 엘리먼트(element)들을 균일하게 배열시키고 있다. 이를 멀티 진동자라 한다.

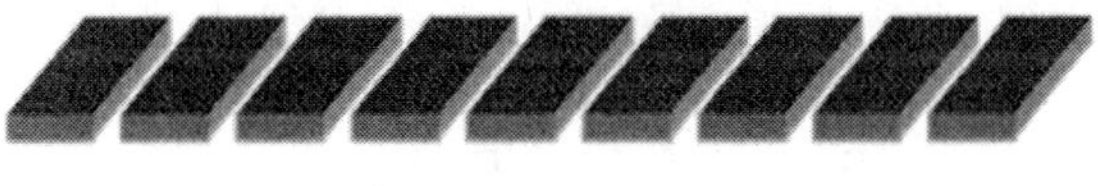

위상배열 탐촉자의 멀티 진동자

멀티 진동자 수는 16개, 32개, 64개, 128개, 256개까지 다양하게 있는데 진동자 수는 제조업체와 기술발전에 따라 변화할 것으로 보인다.

멀티 진동자는 개별적으로 주어지는 펄스 신호에 의해 진동된다. 즉, 펄스 신호가 전달되는 엘리먼트만 진동하게 되는 것이다. 이러한 특성을 이용하면 엘리먼트에 전달되는 펄스 신호들의 전달시간을 개별 엘리먼트의 진동 시작시간을 조절할 수가 있게 된다.

엘리먼트의 진동 시작시간은 초음파 빔 각을 변화시키거나 빔의 초점거리를 조절하는데 사용되기 때문에 중요한 요소이다.

엘리먼트의 진동시작 시간은 펄스의 전달시간으로 결정되는데 영문설명서에서는 이를 delay time으로 표현하고 있다.

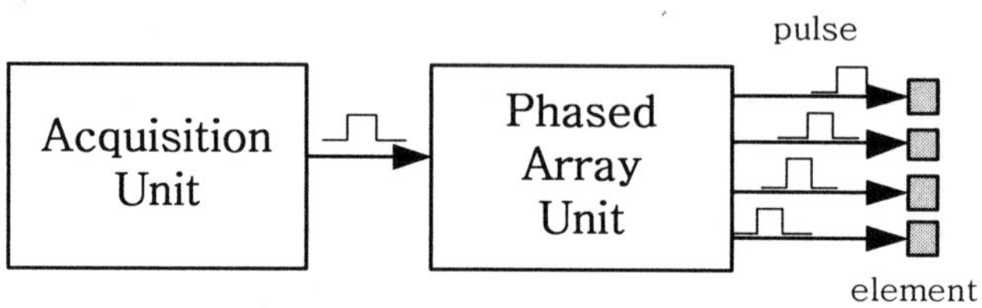

엘리먼트에 전달되는 펄스 전달시간

(2) 진동자의 매개변수

위상배열(Phased Array : PA) 탐촉자의 진동자는 여러 개의 엘리먼트들로 구성된다고 하였다.

진동자에 대한 매개변수(parameter)로는 엘리먼트들의 총 길이, 서로간의 간격, 엘리먼트의 폭 그리고 높이 등이 있다.

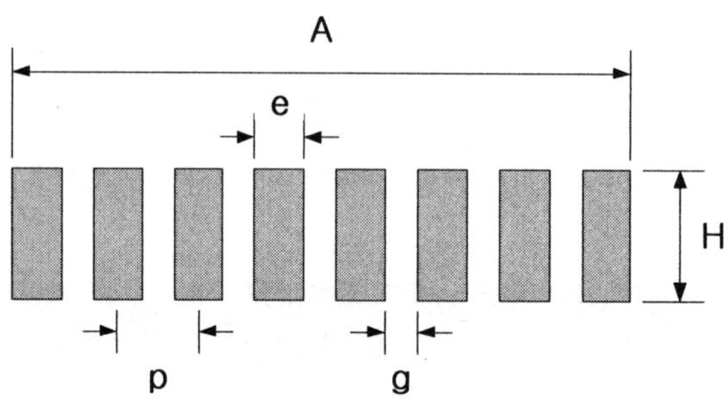

진동자의 parameter

- A : 진동자 길이(탐촉자 구경)
  Total aperture in steering or active direction
- e : 엘리먼트 폭
  Width of an individual element
- H : 엘리먼트 높이
  Height or Elevation, aperture in mechanical or passive direction
- p : 엘리먼트와 엘리먼트간에 거리(엘리먼트 중심에서 중심까지)

Pitch, center-to-center distance between two successive elements

- g : 엘리먼트와 엘리먼트 간격

  spacing between active elements

3. 위상배열 탐촉자를 위한 Wedge

(1) Wedge 종류

위상배열(PA) 탐촉자는 엘리먼트들의 진동 시작시간을 제어하여 빔의 초점거리를 조절하거나 입사각을 가변시킬 수 있다고 하였다. 이런 특성으로 인해 수직탐촉자 또는 사각탐촉자로 구분하지 않는다.

이런 특성이 PA 탐촉자에서 원활하게 동작되기 위해서는 Wedge라는 특수한 플라스틱으로 만들어진 모듈이 필요하다. 진동자와 시험체 사이에 약간의 공간이 필요하기 때문이다.

Wedge는 2가지 모양이 있는데 수직방향으로 스캔할 때에는 수직모양의 Wedge를 사용하고, 사각방향으로 스캔하고 싶을 때 사각형태의 Wedge를 사용한다.

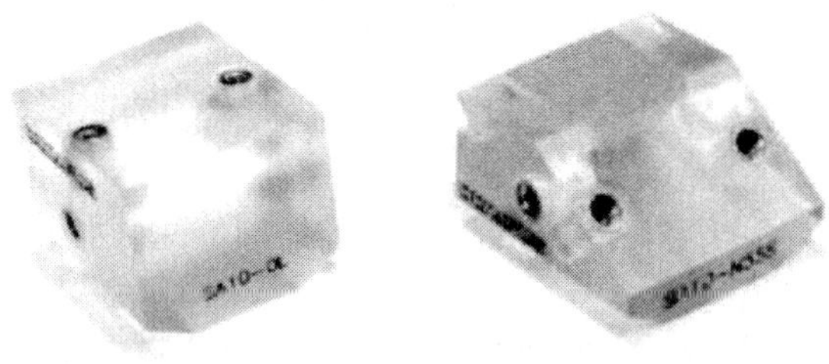

(a) 수직용 Wedge (b) 사각용 Wedge

수직과 사각용 Wedge 모양

진동자 아래쪽에 부착하여 사용하는 Wedge는 초음파 빔의 초점거리나 입사각이 원활하게 가변될 수 있도록 작용한다.

수직용과 (경)사각용이 있으며 수직용은 PA 탐촉자를 수직탐촉자로 사용할 때 부착시키고 사각용은 더 큰 경사각이 필요할 때 부착시켜 사용한다. 사각용 Wedge는 일정한 기울기를 가지고 있기 때문에 PA 탐촉자를 더 큰 각을 가지도록 하는 역할을 한다.

수직용 Wedge에서 탐촉자의 가변각은 $+35° \sim -35°$이다.

사각용 Wedge는 PA 탐촉자가 가지는 원래의 가변각에 영향을 주는 것은 아니다. 단지 Wedge가 가지는 경사각이 가변각에 더해진 각으로 PA 탐촉자에서 가변각은 엘리먼트들의 진동시작 시간차를 이용하는데 가변 할 수 있는 최대 가변각은 0°를 기준으로 할 때 +35°~−35°이다. 전체 각으로 보면 70°의 범위(phased array probe에 따라 차이가 있음)를 가지게 된다.

사각용 Wedge를 사용하면 사각용 Wedge가 특정 기울기를 가지며 35°의 경사각을 가지고 있다면 변화되는 입사각은 탐촉자의 입사각에 35°가 더해져 0°에서 70°로 변화되게 된다.

PA 탐촉자를 부착하는 Wedge면이 35°로 기울어져 있기 때문에 PA 탐촉자의 빔각이 −35°일 때는 시험체 면에 적용되는 입사각은 Wedge의 각이 더해져서 0°가 되고 PA 탐촉자 빔각이 +35°일 때는 Wedge의 각이 더해져서 70°가 되기 때문이다.

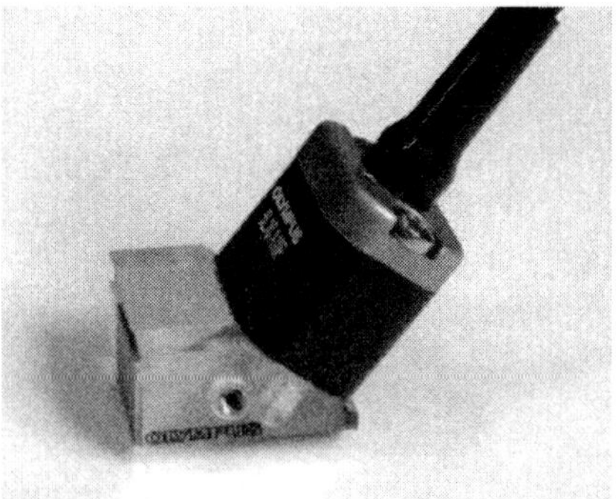

경사각 Wedge를 부착한 위상배열 탐촉자

수직탐상을 할 때도 Wedge를 사용하는 이유는 초음파 빔이 Wedge를 거치면서 다양한 특성을 가지도록 유도할 수 있기 때문이다.

일반용 사각탐촉자는 각도별로 탐촉자를 가지고 있어야 한다. PA 탐촉자는 단지 수직용과 사각용 Wedge을 이용하여 필요한 각에 따라 교체하여 사용하면 된다.

일반적으로 수직용은 네모난 사각모양의 Wedge로 탐촉자의 구경(엘리먼트 수에 따라 탐촉자의 길이가 다름)에 맞추어 제작되고 경사각용은 사각형태의 Wedge로 탐촉자 구경별로 그리고 사용되는 경사각별로 제공되고 있다. Wedge는 부착할 탐촉자에 맞도록 제작되어 있다. 따라서 Wedge는 탐촉자와 동일한 회사제품을 사용해야 할 것으로 보인다.

(2) 사각용 Wedge 특성

사각용 Wegde는 수직용 Wedge에 비해 좀 다른 특성을 가지고 있어 이에 대해 알아보고자 한다.

1) 송신시에 사각용 Wedge가 미치는 영향

사각용 Wedge를 부착한 상태에서 모든 엘리먼트들이 동시에 진동하면 초음파 빔은 Wedge내로 수직(Wedge 경사면 기준)으로 진행된다. 시험체 면을 기준으로 하면 사각으로 진행하는 것으로 보인다. Wedge 매질이 끝나면 시험체 표면이다.

여기서는 굴절각인 α_{ref} 각으로 입사하게 된다. α_{ref} 각은 Wedge의 경사각만큼 사각입사되면서 모드변환과 굴절되면서 시험체에 입사되는 각이다. 여기서 Wedge 경사각은 α_{inc}이다.

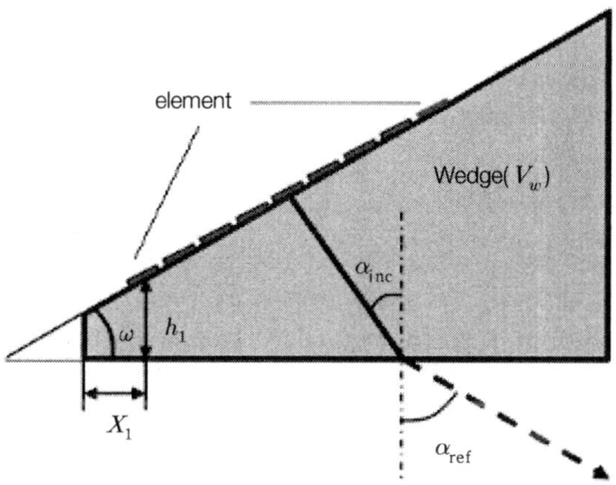

삼각 형태의 Wedge

- 사각용 Wedge의 매개변수

  V_w : Wedge에서의 음속

  ω : Wedge의 경사각

  h_1 : Wedge 바닥에서 첫 번째 엘리먼트 사이의 높이

  α_{inc} : 시험체 표면을 기준으로 Wedge 각도

  (시험체 면에서 수직을 기준으로 한 각)

  α_{ref} : 시험체에 입사된 각(초음파 빔이 진행되는 굴절각이다.)

2) 수신시에 사각용 Wedge가 미치는 영향

일반탐촉자는 하나의 진동자를 가지기 때문에 진동자가 위치한 입사점(진동자의 위치)을 기준으로 거리를 계산하여 화면에 표시한다. 진행거리는 탐상장비에서 탐촉자의 입사각으로 삼각함수를 이용하여 자동으로 계산해 준다.

PA 탐촉자는 여러 개의 진동자를 가지고 있기 때문에 각각의 입사점을 가지는 형태가 된다. 이는 일반탐촉자와 같은 방법으로 거리계산을 할 수 없게 된다.

때문에 PA 탐촉자에서는 다음 그림에서처럼 결함에서 반사되는 반사파가 Wedge에 도달한 후에 각 진동자에 전달되는 시간차를 이용하여 거리를 계산하고 이를 탐상화면에 표시하게 된다.

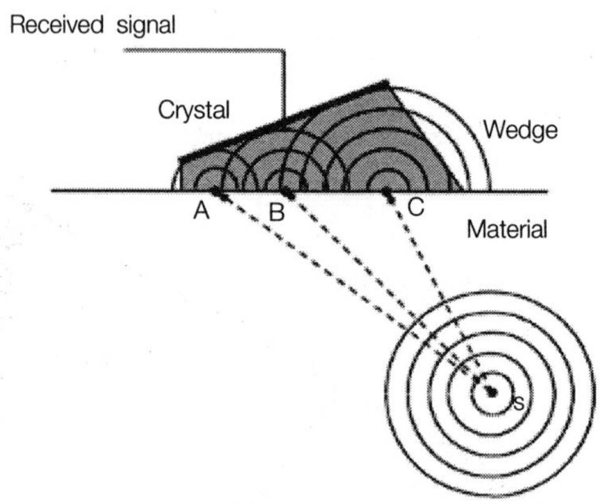

반사파가 수신되는 시간차를 이용한 거리계산

2.2 위상배열 탐촉자 특성

1. 입사각

PA(Phased Array) 탐촉자는 각 엘리먼트의 진동시작을 순차적으로 조금씩 지연시켜 진동시키므로 초음파 빔이 경사각을 가지도록 할 수 있다. 결론적으로 지연시간의 차이를 다르게 하므로 경사각의 크기를 변화시킬 수 있다.

초음파 빔이 경사각을 가지는 원리를 살펴보자. 다음 그림에서 보듯이 각 엘리먼트에 전해지는 펄스를 왼쪽부터 먼저 진동시키고 순서대로 약간씩 지연되게 진동시키면 먼저 발생되는 진동파가 다음에 발생되는 진동파에 영향을 주게 되는데 이 때문에 빔의 방향이 사각으로 진행하게 된다.

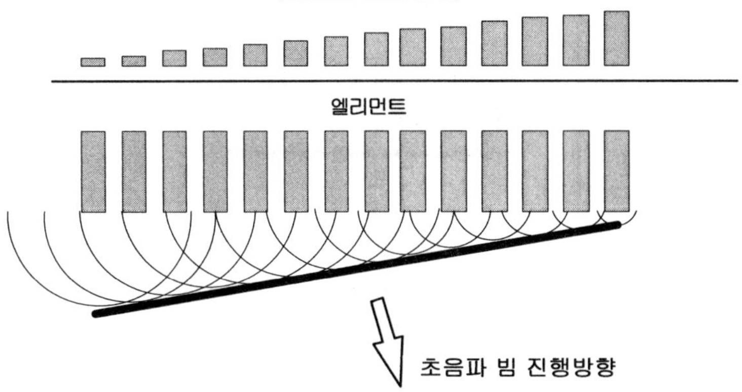

진동지연에 의한 사각빔

엘리먼트에 펄스가 전달되는 순간 진동하게 된다. 따라서 다음 그림에서와 같이 처음 엘리먼트에 전달된 펄스시간과 마지막 엘리먼트에 전달되는 펄스 시간에 차이가 많을수록 빔각이 증가하는 것을 볼 수 있다. 즉, 입사각의 변화정도가 지연시간[ns]차에 비례하기 때문에 큰 입사각을 원할 때는 지연시간차를 크게 하고, 작은 입사각을 원할 때는 지연시간차를 적게 하면 되는 것이다.

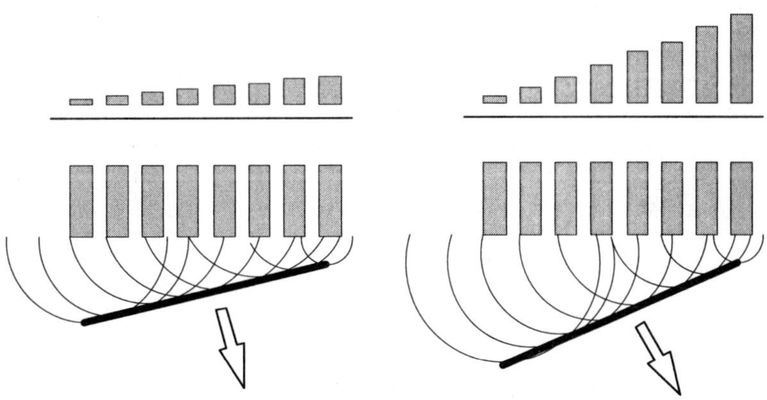

(a) 지연시차가 적은 경우 (b) 지연시차가 큰 경우

펄스 지연시차에 따른 빔각 변화

전달 펄스의 지연시차가 없다면 각 엘리먼트에 전달되는 펄스는 같은 시간에 전달되고 모든 엘리먼트들이 동시에 진동하게 된다. 이때 발생되는 초음파 빔은 수직으로 진행하게 된다. 따라서 수직탐촉자 기능을 하게 된다.

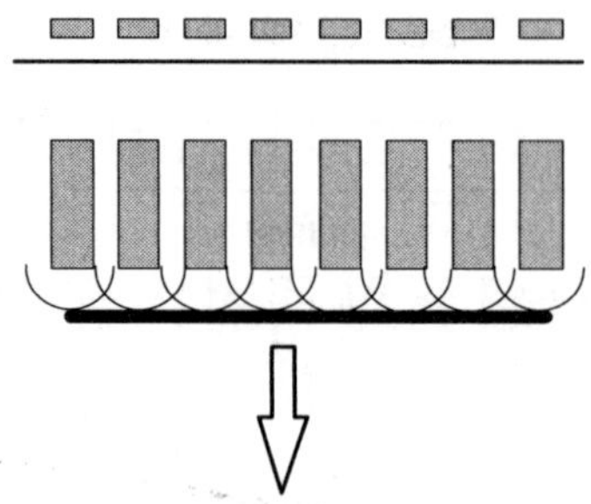

수직 빔

2. 빔 집속

엘리먼트에 전달되는 펄스를 순차적으로 지연시키면 빔의 각이 변하게 된다.

그러나 다음 그림과 같이 가운데 있는 엘리먼트를 기준으로 바깥쪽 엘리먼트를 먼저 진동시키고 가운데 위치한 엘리먼트를 나중에 진동하도록 지연시킨다면 발생되는 초음파 빔은 가운데로 집속되는 현상이 발생된다.

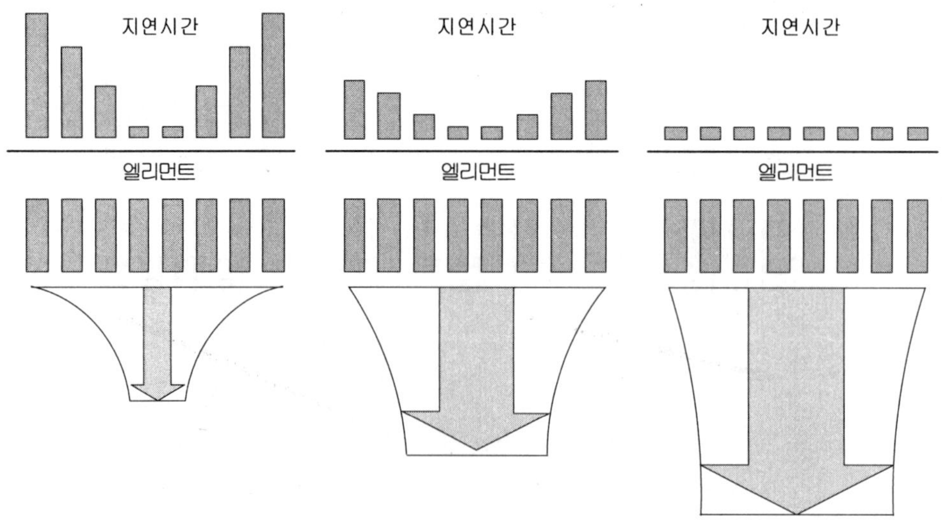

초음파 빔 집속

이때 집속되는 정도는 바깥쪽 엘리먼트와 가운데쪽 엘리먼트의 지연시간차가 클수록 빔의 집중도가 높아지고 적을수록 빔의 집중도가 낮아지게 된다. 이러한 현상을 이용하여 탐촉자의 집속정도를 다르게 할 수 있다. 집속탐촉자는 초음파의 빔의 초점을 모아서 한 점에 집중시키는 탐상감도를 높이는 탐촉자를 말한다.

3. 분산각

일반탐촉자에서 분산각은 진동자의 크기에 의해 정해지는 것과 같이 PA 탐촉자의 분산각은 엘리먼트들의 총 길이(첫 엘리먼트부터 끝 엘리먼트까지 거리 : aperture)에 의해 결정된다.

일반적으로 진동자 길이(엘리먼트의 수가 많으면 길어진다.)가 길어지면 분산각이 작아지고 길이가 짧아지는 경우에는 분산각이 커지게 된다.

일반적으로 알려져 있는 진동자 길이에 따른 분산각은 다음과 같다.

탐촉자 직경(엘리먼트들의 총 길이)에 의한 분산각

- 64mm : 9°
- 32mm : 18°
- 16mm : 32°

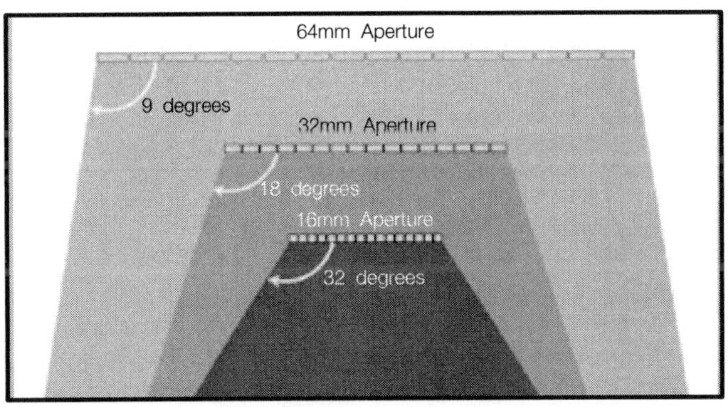

진동자 직경(길이)에 따른 분산각

2.3 위상배열 탐촉자 스캔

1. Electronical(Linear) Scanning

PA 탐촉자를 이용하면 자동으로 스캔하는 기능을 사용할 수 있다. 이는 PA 탐촉자를 고정한 상태에서 엘리먼트들 중에서 왼쪽부터 일부분만 진동시켜 초음파 빔을 형성시키고, 진동하는 엘리먼트를 우측 방향으로 바꾸어 주면 탐촉자 길이만큼 자동으로 이동되면서 스캔하는 형태가 된다. 이런 스캔 방법을 Electronical Scanning 또는 Linear Scanning이라 한다.

다음 그림에서 3개의 엘리먼트만 동시에 진동시키면 수직 빔을 형성하게 된다. 그리고 진동하는 엘리먼트를 순차적으로 바꾸면서 빔이 좌측에서 우측으로 이동되도록 하면 탐촉자가 고정시킨 상태에서도 빔은 좌측에서 우측으로 이동하는 형태가 되고 이는 탐촉자의 움직임을 대신할 수 있게 되는 것이다.

용접부 검사에 Electronical(Linear) Scanning 기능을 이용하면 일반탐촉자로 A-Scan하여 검사하는 것을 앞뒤로 움직이지 않고 옆으로만 움직이면 되기 때문에 B-Scan 역할과 동일하게 된다.

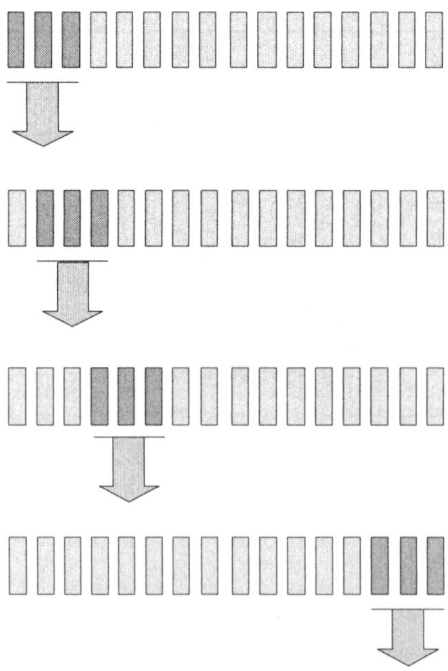

Electronical(Linear) Scanning

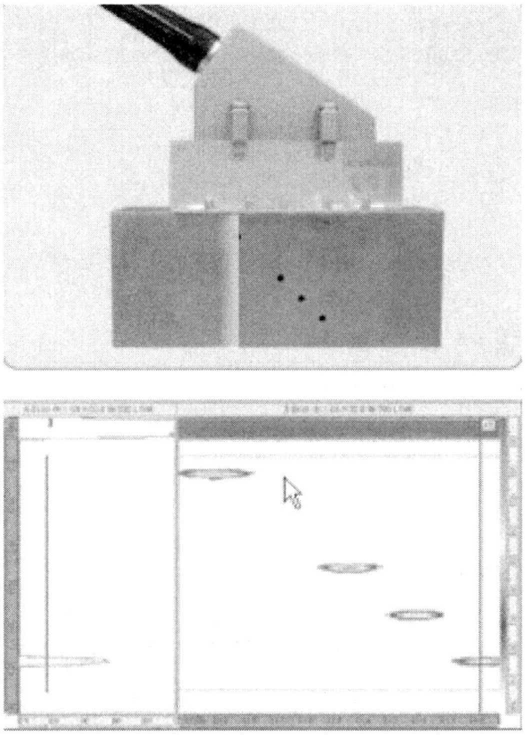

* 출처 : 올림푸스 홈페이지

Electronical(Linear) Scanning **화면**

물론 스캔 범위가 아주 넓지는 않지만 PA 탐촉자의 길이(엘리먼트의 수)만큼 자동으로 이동되어 검사하는 것이 가능하다. 만일 빔의 각도 변화를 줄 수 있는 Sectorial Scan을 같이 사용한다.

Electronical(Linear) Scanning 방법은 수직빔뿐만 아니라 사각빔 형성도 가능하다. 진동시킬 일부 엘리먼트를 동시에 진동시키지 않고 앞에서 설명한 방법대로 진동하는 엘리먼트에 지연을 주면 사각입사가 가능하고, 지연차에 차이를 주면 빔의 입사각도 바꿀 수 있기 때문이다. 이러한 특성을 이용하여 검사에 적합한 각으로 Linear 스캔을 하면 다음 그림과 같이 탐촉자를 고정한 상태에서 용접부 검사를 수행하는 것이 가능하게 된다.

따라서 엘리먼트가 진동하는 시차에 대한 다양한 변화를 통해 빔의 입사각이나 빔의 집속거리 등을 변경할 수 있기 때문에 다양하게 각도를 바꾸거나 집속거리를 변화시키므로 고속화된 자동탐상이 가능하게 된다.

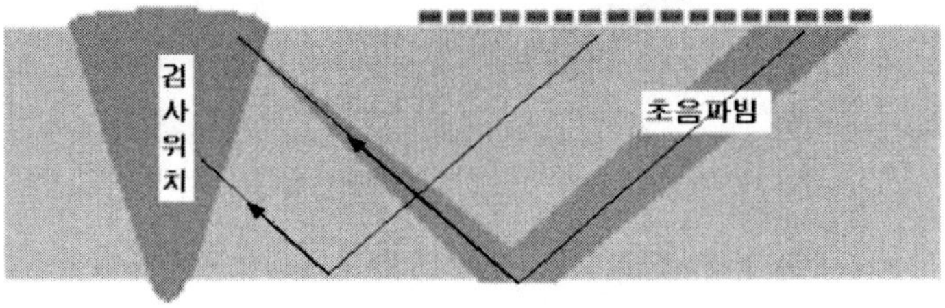

Electronical(Linear)을 이용한 사각 스캔

참고 PA 탐촉자 특성

- 빔 집속(촛점)거리를 조절할 수 있다.
- 빔 조향(각)을 조절할 수 있다.

2. Sectorial Scan

빔의 입사각을 조절하여 일정 범위를 스캔하는 방법을 말한다. 엘리먼트에 펄스 지연을 통해 입사각을 −35°에서 +35° 자동으로 가변되도록 하여 일정범위를 스캔하면 해당 범위만큼 자동으로 검사가 되는 것이다.

다음 그림은 사각 Wedge를 사용하여 35~70° 범위로 Sectorial Scan한 것이다.

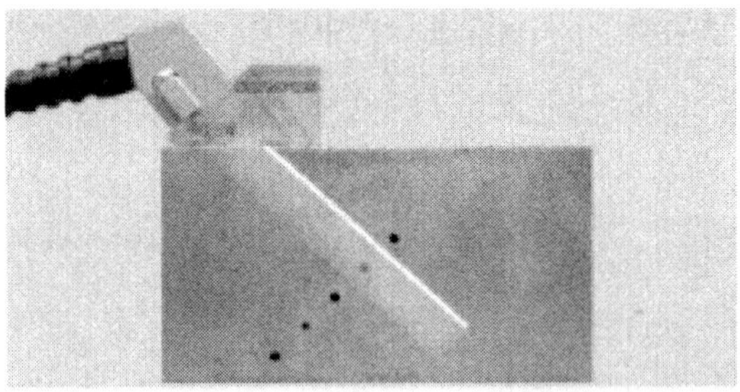

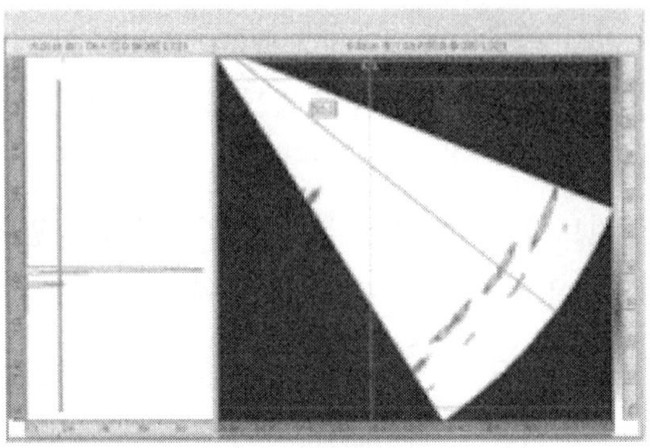

35°~70° Sectorial Scan 화면

용접부 검사는 용접비드로 인해 탐촉자를 비드위에 올릴 수 없어 수직탐상을 할 수가 없다. 따라서 용접부 검사는 대부분 사각탐상을 통해 수행하는데 Sectorial Scan을 이용하면 일정범위를 자동으로 사각탐상할 수 있기 때문에 일반탐촉자를 이용한 검사에 비해 훨씬 효율적으로 검사할 수 있다.

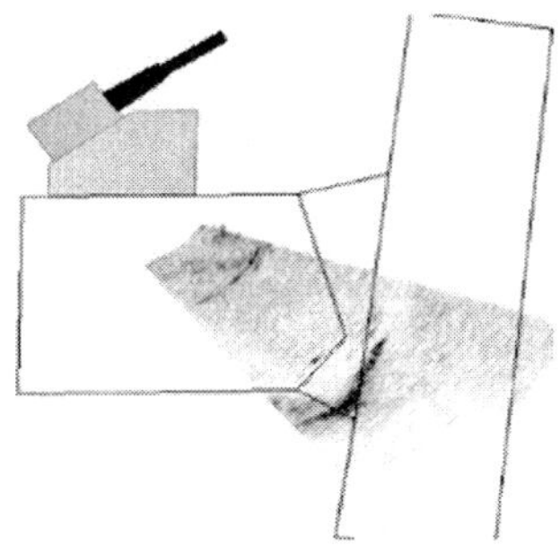

용접부위의 Sectorial Scan

제3장
일반탐상기와 위상배열 탐상기

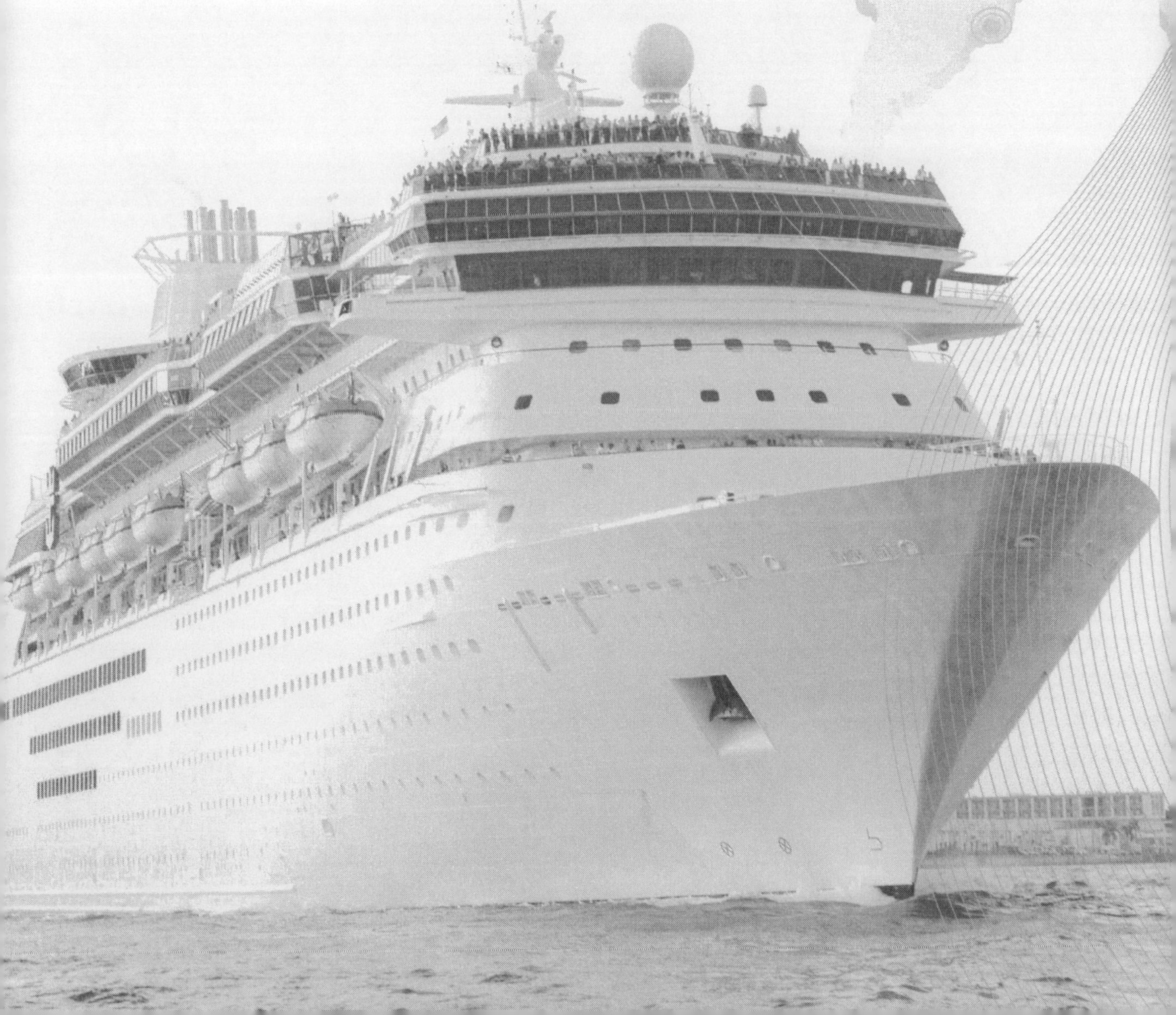

3.1 일반탐상기

1. 초기화하기

탐상기를 사용하는 중에 이상하게 작동하거나 비정상적으로 동작하는 경우에는 초기화(reset)시키면 된다. 초기화 방법에는 파라미터와 데이터를 모두 초기화하거나 둘 중 하나를 선택해서 하는 방법이 있다. 실습시에는 항상 초기화하여 사용하도록 한다.

(1) Epoch 4 초기화하기

- [EDIT]+[ON/OFF] 동시에 누른다.
  - 화면에 내용이 보일 때까지 [EDIT]는 계속 누르고 있어야 한다.
  - [ON/OFF]는 1초 동안만 눌러도 된다.
- 화면에 POWERUP RESET이 나타난다.
- MATSTER RESET를 선택하고 [ENTER]를 누른다.
- PARAM+DATABASE를 선택하고 [ENTER]를 눌러 박스를 체크한다.
- [OPTION]을 누른다.
- Rebooting되면서 공장 초기화 완료
  - * 부팅 후 화면에 기본 설정(Instruction Sctup)이 나타나면 [MEAS] 버튼을 누르면 탐상(측정)화면으로 돌아간다.
  - * 이 교재에서 [*]는 버튼을 의미한다.

(2) Epoch XT 초기화하기

- [2nd]를 누른다. 화면에 P표시를 확인하고 [ID]을 누른다.
- 방향키를 이용하여 | Open | Create | ReportSetup | Resets | 탭 중에서 Restes 탭을 선택한다.
- [ENTER]를 누른다.
- Master/Database가 선택되어 있는지 확인한다.

- 화면 하단에 Fuction 키에 명시된 내용 중에서 Factory 내용에 해당되는 [F4]를 누른다.
- Reset to factory default? 화면에서 F1=Yes([F1])를 선택한다.
- Rebooting되면서 공장 초기화를 완료한다.

2. Epoch 4

(1) 외 관

1) 연결단자

- 2개의 단자가 있다.
- 적색과 파란색으로 구분된다.
- 일반탐촉자를 연결한다(위상배열 탐촉자를 지원하지 않는다).

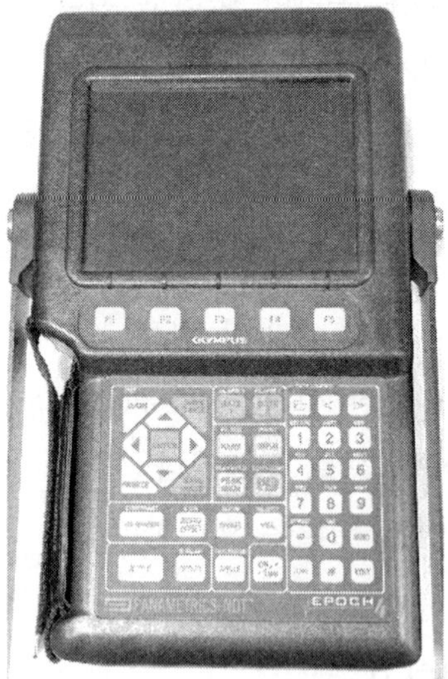

Epoch 4 탐상기

- 일반탐촉자는 단일 진동자나 이중 진동자를 가진다.
  - 단일 진동자를 가진 탐촉자가 많이 사용된다.
  - 단일 진동자는 송수신 겸용으로 사용된다.
- 수직탐촉자와 사각탐촉자가 있다.
- 사각탐촉자는 각도별로 제작된다.

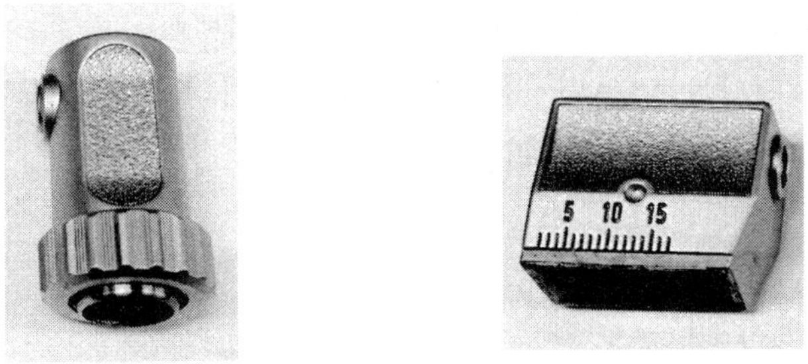

(a) 수직탐촉자 (b) 사각탐촉자

수직용과 사각용 일반탐촉자

2) 탐촉자 연결방법

- 1 탐촉자로 펄스 반사법을 이용하는 경우에는 적색단자에 연결하도록 한다.
- Epoch 4는 단자 구분이 없다. 아무 단자에 연결해도 된다.
- Epoch XT는 송수신을 구분한다. 1 탐촉자는 반드시 적색단자에 연결한다.
- 일반 탐촉자는 단일 진동자와 이중 진동자를 갖는 탐촉자로 구분된다.
- 단일 진동자인 탐촉자는 T/R 단자에 연결한다.
- 이중 진동자인 탐촉자는 T 단자와 R 단자에 각각 연결한다.
- 이중 진동자를 연결할 때는 송신과 수신을 잘 구분하여 연결한다.
- 단일 진동자인 탐촉자는 송수신 겸용으로 사용하기 때문에 T/R 단자에 연결하면 된다. 구분이 없다면 아무 곳이나 연결해도 된다.

다음 그림에서 R로 표시된 좌측단자는 수신전용이고, T/R 표시된 우측단자는 송수신 겸용이다.

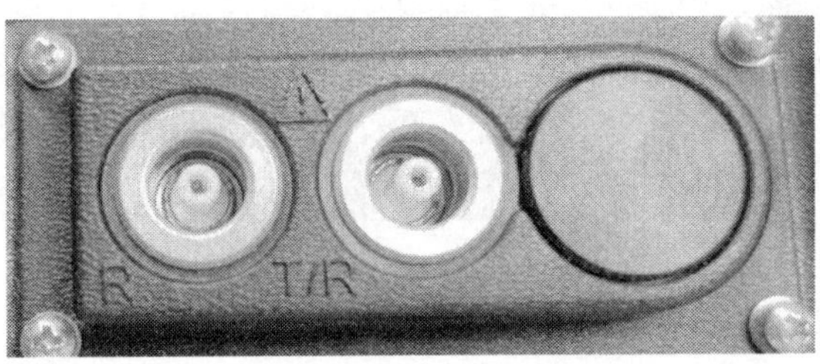

송수신이 구분되는 단자

- 키패드는 버튼에 명기된 내용대로 기능한다.
- VGA 단자는 VGA단자를 가진 외부 모니터를 연결을 할 때 사용한다.
- 전원은 DC 24V 어댑터를 사용한다.

3) 시작하기

- 전원 [ON/OFF]를 누른다.
- 부팅화면이 나타나고 30초 정도 이후에 탐상화면이 나타난다.
- 탐상화면이 나오면 방향키나 기능키를 사용하여 원하는 기능이나 값을 셋팅한다.

(2) Epoch 4 기능

Epoch 4 탐상기의 기능은 키패드의 버튼을 이용하여 설정된다.

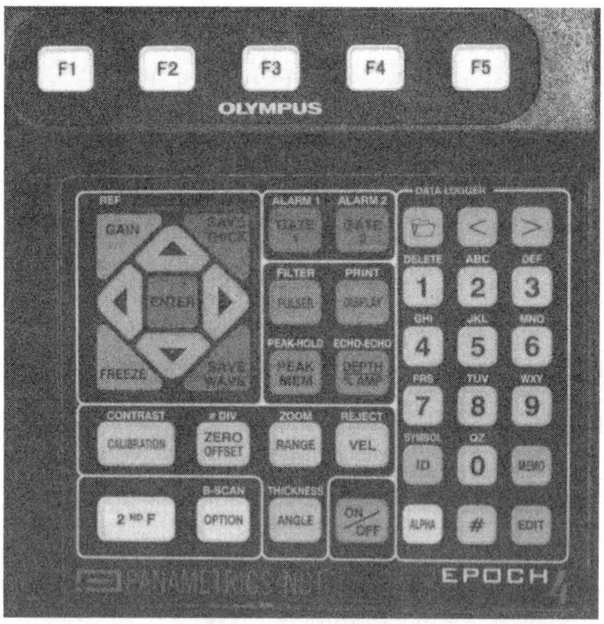

Epoch 4 키패드

(3) 키패드의 주요 기능(Epoch 4)

- Function Key : [F1]~[F5]

- Function Key(기능 버튼)에 필요한 값이 미리 설정되어 있다.
- 원하는 값에 해당하는 버튼을 선택하면 된다.

• [GAIN] : 탐상화면에 나타나는 파형을 확대하거나 축소한다.

• [SAVE/THICK] : 파일에 측정된 두께를 저장한다.

• [ENTER] : 명령키의 선택을 완료한다. 하위 메뉴가 있으면 다음 선택을 위해 자동으로 이동한다.

• [FREEZE] : 화면을 정지시킨다.

• [SAVE/WAVE] : 파일이 탐상화면에 나타난 파형과 탐상설정에 입력된 값을 저장한다.

• [CALIBRATION] : 장비교정시에 사용한다.

• [ZERO/OFFSET] : 제로옵셋 값을 입력한다.

• [2NDF] : 기능키 상단에 표시된 기능을 동작하도록 한다.
  - [2NDF]를 누른 후에 원하는 버튼을 이어서 누르면 실행된다.
  - [2NDF]가 눌러지면 화면 우측에 "2NDF" 표시가 된다.

• [OPTION] : 탐상기 내부설정으로 들어간다. 설정에서 빠져 나가려면 [OPTION]을 다시 누른다.

• [GATE 1] : Gate 1(기준 라인 1) 설정에 사용한다.

• [GATE 1] : Gate 2(기준 라인 2) 설정에 사용한다.

• [PULSER] : 펄스 설정에 사용된다.
  - AL, Freq, Energy, Damp, Mode를 순차적으로 선택한다.

• [DISPLAY] : 전체화면(파형만 표시)과 분리화면(파형과 설정값 표시)을 교대로 표시한다.

• [PEAK MEM] : Peak Memory 기능을 활성화한다.
  - 탐상화면이 파형을 갱신하지 않고 연속적으로 겹쳐 표시한다.
  - 파형의 최고높이(Peak)를 찾을 때 사용한다.

• [DEPTH/%AMP] : 파형 감지방법이나 표시방법을 선택한다.
  - EDGE : 파형 측면 높이로 감지한다.
  - PEAK : 파형 최대 높이로 감지한다.
  - %AMP : 100을 표시한다.
  - DEP - %AMP : 깊이와 백분율을 표시한다.

- [MEAS SETUP/6] : 다음 기능에 대한 세부설정을 할 수 있다.
  - Meas : 측정방법에 대한 세부설정
  - Gates : Gate 1, Gate 2에 대한 세부설정
  - Option : DAC/TAG, Ref Correct 기능설정
  - A-Out : Gate 1 출력 세부설정
- [RANGE] : 탐상화면의 측정거리를 정한다.
- [VEL] : 측정하는 재질(시험편)의 음속(velocity)을 입력한다.
- [ANGLE] : 탐촉자 각을 입력한다.
- [ON/OFF] : 장비 전원을 On, Off한다.
- [ID] : ID 코드를 입력할 때 사용한다.
- [MENO] : 간단한 메모 입력에 사용한다.
- [ALPHA] : 숫자 키패드로 문자를 입력하게 한다.
- [#] : 숫자를 입력할 때 사용한다.
- [EDIT] : DATABASE 편집에 사용한다.
- [2^{ND}F][THICKNESS] : 두께를 입력한다.

3. Epoch XT

(1) 외 관

- 단자에 탐촉자를 연결한다.

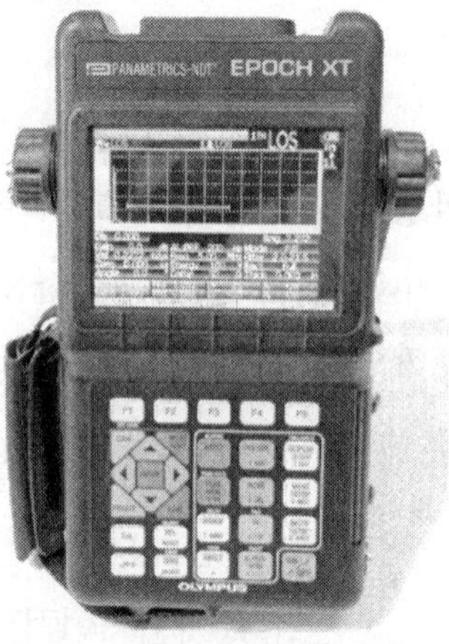

EPOCH XT

- 단일 진동자를 갖는 탐촉자는 T/R 단자에 연결한다.
- 이중 진동자를 갖는 탐촉자는 송신은 T 단자에 수신은 T/R 단자에 연결한다.
- 키패드 : 버튼에 명기된 내용대로 기능한다.
- VGA 단자 : VGA 단자를 가진 외부 모니터 연결하여 영상을 출력한다.
- 전원 : DC 24V이다.

(2) Epoch XT 기능

- 전원 [ON/OFF]를 누르면 장비가 On 또는 Off 된다.
  * 부팅 화면이 나타나고 30초 정도 이후에 화면이 들어온다.
- 장비 초기화면이 나오면 방향키를 사용하여 원하는 값을 셋팅한다.
- 설정화면에서 [MEAS/RESET]을 누르면 탐상화면으로 바로 들어간다.
  * Epoch 4에 비해 키숫자가 적다.

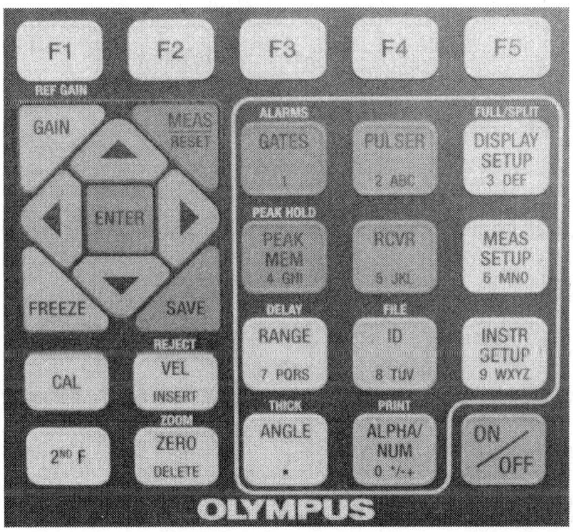

Epoch XT 키 패드

3) 키패드의 주요 기능(Epoch XT)

- Function Key : F1∼F5
  - Function Key(기능 버튼)에 필요한 값이 미리 설정되어 있다.
  - 원하는 값에 해당하는 버튼을 선택하면 된다.

- [GAIN] : 탐상화면에 나타나는 파형을 확대하거나 축소한다.
  - [MEAS/RESET] : 탐상화면으로 복귀한다.
  - 셋업 화면에서 입력한 후에 빠져 나올 때 사용한다.
- [ENTER] : 명령키의 선택을 완료한다.
  - 하위 메뉴가 있으면 선택 완료 후에 자동으로 이동한다.
- [FREEZE] : 화면을 정지시킨다.
- [SAVE] : 설정한 값을 저장한다.
- [CAL] : 장비교정에 사용한다.
- [VEL/INSERT] : 음속(velocity)을 입력한다.
- [2NDF] : 기능키 상단에 표시되어 있는 기능을 동작한다.
  - [2NDF] 누른 후에 이어서 원하는 버튼을 선택한다.
  - [2NDF] 누르면 화면 우측에 ⇑ 로 표시된다.
- [ZERO/DELETE] : 제로옵셋 값을 입력한다.
- [GATES/1] : Gate 1, Gate 2 설정에 사용한다.
  - Gate 1, Gate 2를 순차적으로 선택한다.
- [PULSER/2] : 펄스 설정에 사용된다.
  - AL, Freq, Energy, Damp, Mode를 순차적으로 선택할 수 있다.
- [DISPLAY SETUP/3] :
  - 측정화면을 나타내는 컬러를 선택한다.
  - A-Scan 화면 보는 방법을 선택한다.
  - VGA 외부 출력단자 활성화를 위한 On/Off를 선택한다.
- [PEAK MEM/4] : Peak Memory 기능을 활성화한다.
  - 탐상화면이 파형을 갱신하지 않고 연속적으로 겹쳐 표시한다.
  - 파형의 최고높이(Peak)를 찾을 때 사용한다.
- [RCVR/5] : Receive 변수를 입력한다.
  - Filter, Rect를 순차적으로 표시한다. 선택된 기능의 값을 입력할 수 있다.
- [MEAS SETUP/6] : 다음 기능에 대한 세부설정을 한다.
  - Meas : 측정방법에 대한 세부설정
  - Gates : Gate 1, Gate 2에 대한 세부설정
  - Option : DAC/TAG, Ref Correct 기능설정

- A-Out : Gate1 출력 세부설정

- [RANGE/7] : 탐상화면에 보여주는 거리를 설정한다.
- [ID/8] : 수동입력이나 현재 실행 파일에서 ID를 설정하게 한다.
- [INSTR SETUP] : Instrument setup 메뉴
  - 장비에 필요한 기능을 설정한다.
  - General : 많이 사용되는 일반적인 기능이다.
  - EditPara : 각종 파라미터를 변경한다.
  - Status : 탐상장비 상태를 표시한다.
  - Owner Info : 사용자(소유자) 정보를 입력한다.
- [ANGLE/.] : 탐촉자의 각을 입력한다.
- [ALPHA/NUM/0] : 키패드를 숫자 기능키로 사용할 수 있게 한다.
- [ON/OFF] : 장비 전원을 On/Of 한다.
- [2NDF][THICK] : 두께값을 입력한다.
- [2NDF][DELAY] : 지연값을 입력한다.
- [2NDF][FULL/SPLIT] : 전체화면이나 분리화면을 선택한다.
  - 전체화면 : 전체화면을 A-Scan으로 보여준다.
  - 분리화면 : 상단에는 A-Scan을 하단에는 장비의 설정 데이터를 보여준다.

(3) 탐상기에 표시되는 마크 종류

마 크	기 능
P(Peak)	Peak Memory 작동여부
PH(Peak Holding)	Peak Holding 작동여부
Z	탐상화면 멈춤 작동여부
A	Gate Alaram 알람
TVG(Time Variable Gain)	근거리 반사 감소
DAC(Distance Amplitude Correction)	거리에 따른 증폭 보정 기능 작동여부
CSC(Curved Surface Correction)	곡선형태의 표면 정정 기능 작동여부
B	B-Scan 작동여부
PRF	한쪽이 낮은 PRF 또는 높은 PRF 기능 작동여부
DGS(Distance Gain Size)	DCS(Gain거리 정립) 기능 작동여부

* Epoch 4와 Epoch XT에 동일하게 표시된다.

4. 일반탐상기 기본 설정

(1) 펄서와 리시버 설정하기

펄서 리시버 설정에서 선택할 수 있는 기능들(선택 메뉴)은 다음과 같다.

- 탐상장비(시스템) Gain(감도)조절
- 자동 - XX% 기능설정
- 기준 Gain과 스캐닝 Gain 설정
- 펄서 설정
- 리시버 설정

사용하는 장비(Epoch 4, Epoch XT)에 따라 설정하는 방법은 약간 다르다. 자세한 내용은 매뉴얼을 참고하기 바란다.

1) 탐상장비 감도 조절하기

탐상화면에 보여주는 파형의 크기를 확대하거나 축소하는 기능이다.

- [GAIN]을 누른다.
- 탐상화면에 GAIN이 선택되면 다음 방법 중 하나를 이용하여 조절한다.
  - 상하 키를 눌러서 증가 또는 감소시킨다.
  - 기능키 선택 : 파라미터에 미리 설정된 값으로 즉시 선택할 수 있다.
  - 숫자 키패드 : [ALPHA/NUM] 키를 눌러 원하는 Gain값을 직접 입력한다.
    * 최고 감도설정은 110dB이다.

2) 자동 – XX% 기능설정하기

탐상화면 전체표시를 100%라 할 때 설정되는 비율 XX%로 보여준다.

Epoch 4에서는 AUTO-80%로 제시되어 있다. Epoch XT는 초기 설정값이 80%이지만 사용자가 원하는 값으로 변경할 수 있다.

AUTO-80% 기능은 기준표시에서 요구하는 파형을 80% 맞출 때 유용하게 사용된다.

- Gate 1에서 설정할 때
  - [GATES]를 누른다(XT). / [GATE 1]을 누른다(Epoch 4).
  - Gate 1 라인의 방향키를 이용하여 원하는 파형에 위치시킨다.
  - [F5]를 누른다. 파형을 80%로 확대시키면 GATE 설정절차가 끝난다.
- Gate 2에서 설정할 때
  - [GATES]를 2번 누른다(XT) / [GATE 2]를 누른다(Epoch 4).
  - Gate 2 라인의 방향키를 이용하여 원하는 파형에 위치시킨다.
  - [F5]를 누른다. 파형을 80% 크기로 확대시키면 GATE 설정절차가 끝난다.

3) 기준 Gain과 스캐닝 Gain 설정하기

시스템의 Gain을 기준 Gain으로 설정하면 탐상화면에 REF XX.X+0.0dB 형태로 보여준다. 설정된 기준 레벨에서 추가로 Gain을 더하거나 감하는 형태이다. 특정 Gain을 정해두고 상황에 따라 필요한 만큼 업/다운할 때 사용하면 된다.

- [2NDF] - [GAIN](REF) 버튼을 누른다.
- 기존에 할당된 [F1]~[F5]를 사용하여 설정된 수치를 선택하여 증감시킨다. 상하 키패드를 이용해도 증감이 가능하다.

(2) 펄서 설정

선급규정이나 절차서에서 명시된 수치나 검사자가 원하는 수치로 펄서를 설정할 때 사용한다. 펄서 설정에 선택할 수 있는 파라미터는 다음과 같다.

- 리시버 파형
- 리시버 디지털 필터
- 펄서 에너지
- 펄서 댐핑
- 펄서 시험 모드
- 펄터 선택
- 펄서 종류
- 펄서 주파수
- 펄서 반복주파수(XT)

1) 리시버에서 파형 선택하기

- 전파(Full wave) : 진동하는 파형의 윤곽을 보여준다. 탐상화면에 기본 설정에서 보여지는 파의 형태이다.
- 정반파(Half wave positive) : 진동하는 파형 중심을 기준으로 잘라서 위쪽만 보여준다.
- 부반파(Half wave negative) : 진동하는 파형 중심을 기준으로 잘라서 아래쪽만 보여준다.
- RF : 진동하는 파형을 그대로 보여준다.
- [PULSER] 눌러 해당 기능에 위치시킨 후에 기능키로 원하는 값을 선택한다.
  * [PULSER] 계속 누르면 PULSER 기능에 해당되는 부분만 커서의 위치를 순환시킨다.

2) 펄서 에너지 선택하기

- 펄서 에너지는 4개의 값 중에서 선택할 수 있다(Epoch 4).
- 펄서 에너지의 설정은 25V 단위로 업 / 다운된다(XT).
- 규징에 지시된 값으로 설정하면 된다.
- 두께가 두꺼운 시험편은 높은 에너지를 사용하고 두께가 얇은 시험편은 낮은 에너지를 사용하는 것이 일반적이다.
- 펄서 에너지를 높게 설정하면 배터리를 과도하게 사용하게 되고 센서의 수명을 단축시키는 원인이 된다. 일반적으로 200V를 넘기지 않도록 권고하고 있다.
- [PULSER] 눌러 ENERGY *에 위치시킨다.
- 선택 가능한 설정값은 [F1]~[F5]에 등록되어 있다.
  * 설정하는 값은 Epoch 4와 XT에 따라 약간 다르다.
  - ENERGY LOW(낮은 에너지) : 50V(XT)
  - ENERGY LOW(낮은 에너지) : 100V
  - ENERGY MED(중간 에너지) : 200V
  - ENERGY HI(높은 에너지) : 300V
  - ENERGY MAX(최대 에너지) : 400V
  - ENERGY MAX(최대 에너지) : 475V(XT)

3) 댐핑 설정

- 댐핑은 사용자가 장비에 등록된 4개의 저항 중 하나를 선택하는 것이다.
- 낮은 저항은 댐핑을 높게 하고 높은 저항은 댐핑을 낮게 해준다.
  * 저항이 낮아지면 분해능이 향상되고 저항이 높아지면 침투력이 향상된다.
- 탐촉자의 종류나 시험체의 종류에 따라 적합한 값으로 설정한다.
  * 절차서나 지시서에 명시되어 있다.

- [PULSER] 버튼을 눌러 DAMP *Ω에 위치시킨다.
- 선택 가능한 설정값은 [F1]~[F4]에 등록되어 있다.
  - 50[Ω](옴)
  - 63[Ω](옴)
  - 150[Ω](옴)
  - 400[Ω](옴)

4) 측정방법(시험 모드) 선택

- 사용하는 탐촉자에 따라 적합한 측정방법을 선택한다.
- 1진동자를 이용한 단일 탐촉자법에서는 펄스 반사법을 선택한다.
- 2진동자를 이용한 단일 탐촉자법에서는 이중 모드 펄스 반사법을 선택한다.
- 송수신을 분리한 법에서는 투과법을 선택한다.
- [PULSER] 버튼을 눌러 해당기능에 위치시킨다.
- 선택 가능한 값이 [F1]~[F3]에 등록되어 있다.
  - PULSE-ECHO(펄스 - 에코 모드) : 1 진동자를 가진 탐촉자를 이용한 펄스 반사법
  - DUAL(이중 모드) : 2진동자(개별 송수신)를 가진 탐촉자를 이용한 펄스 반사법
  - THROUGH(모드) : 송신탐촉자와 수신탐촉자를 사용하는 투과법

5) 리시버에서 디지털 필터 선택

① Epoch 4에서 디지털 필터 선택하기

- 탐상장비에서 수신할 주파수 대역을 설정한다. 사용하는 탐촉자의 주파수에 맞게 설정하면 된다.
- [PULSER] 버튼을 5번 누르면 대역폭 설정에 위치하게 된다.
- 선택 가능한 설정 값은 [F1]～[F5]에 등록되어 있고 다음에 나타낸 대역 중에서 하나를 선택하면 된다.
  - BROADBAND(0.3MHz 이상 모든 주파수)
  - 0.3～0.8MHz
  - 0.8～1.2MHz
  - 0.8～3.0MHz
  - 1.7～8.5MHz
  - 3.0～6.0MHz
  - 6.5～8.5MHz
  - 8.0～12MHz
  - 0.3～8.0MHz(8MHz 이하 주파수)
    - * 사용자가 필요한 경우 세밀하게 대역폭을 설정할 수 있다.
    - * [2ndF][PULSER](FILTER) 버튼을 눌러 선택하면 된다.

② 리시버에서 디지털 필터 선택하기(XT)

- [RCVR]를 누른다.
- 기능키에 설정된 값 중에서 원하는 대역을 선택한다.
  - * 설정된 주파수대는 다음과 같다.
  - 2.0～21.5MHz(광대역 1)
  - 0.2～10.0MHz(광대역 2)
  - 0.2～1.2MHz
  - 0.5～4.0MHz
  - 1.5～8.5MHz
  - 5.0～15MHz
  - 8.0～26.5MHz

6) 펄스 형태 선택

- 탐촉자에서 사용되는 펄스 형태를 선택한다. 펄스 형태는 다음과 같다.
  - SPIKE : 10MHz 이상의 주파수를 사용하는 경우에 사용한다.
  - SQUARE : 10MHz 이하의 주파수를 사용하는 경우에 사용한다.
- [PULSER] 버튼을 눌러 펄스 형태 설정에 위치시킨다.
- 선택 가능한 설정값은 [F1]~[F2]에 등록되어 있다.

7) 펄서 주파수 선택

- 펄서 주파수 펄스 형태를 SQUARE 선택된 경우에 선택 가능하다.
- 펄스 주파수는 사용하는 탐촉자 주파수에 가깝게 선택하면 된다.
  - 선택 : 1.0MHz, 2.0MHz, 5.0MHz, 10MHz, 20MHz
- [PULSER] 버튼을 눌러 FREQ *MHz에 위치시킨다.
- 선택 가능한 설정값은 [F1]~[F5]에 등록되어 있다.

8) 펄서 반복주파수 설정

- Epoch XT는 Pulse Repetition Frequency(PRF)를 10Hz~1000Hz에서 선택할 수 있다.
- PRF 설정이 선택되었을 때는 자동으로 [F1]을 눌러 최적의 주파수를 선택하게 할 수 있다.

(3) Gate 설정

Gate 설정에서 사용 가능한 기능은 다음과 같다.

- Gate 1, 2 위치 설정
- 거리측정(두께읽기)
- 에코-에코 거리측정(에코 - 에코 두께읽기)
- 수평, 수직, 사각 측정(거리빔 탐촉자와 흐름위치)
- 파형폭 측정(시그널 폭)
- 통신 모드 설정

- 줌 기능 설정
- Gate 알람 설정

1) Gate 1, 2 설정

- 탐상화면에 보여지는 파형에 Gate 라인을 위치시킬 때 사용한다.
- Gate 라인의 시작위치, 길이, 높이를 설정할 수 있다.
  * 탐상화면에 보여지는 파형의 거리는 Gate 라인이 해당 파형에 위치될 때 표시된다.
- Gate 1과 Gate 2는 독립적으로 동작한다.
  - GATE Start(시작위치) : 방향키로 조절
  - GGTE LEVEL(레벨, 높이) : 방향키로 조절
  - GATE WIDTH(폭) : 방향키로 조절
  - GATE ALRAM(알람) : ON, OFF

2) 거리측정(두께읽기)

- 탐상장비는 시험체 표면에서 Gate 라인이 위치한 파형까지 거리를 표시해 준다.
- 거리측정을 위한 파형감지 기준과 측정 모드를 선택할 수 있다.
- 파형감지 기준은 Edge Depth, Peak Depth가 있다.
- 측정 모드는 %AMP, DEP-%AMP가 있다.
- [DEPTH/%AMP] 버튼을 눌러서 원하는 기능을 선택한다.

3) 에코-에코 거리측정(에코-에코 두께읽기)

탐상 탐상화면에 다중 에코파가 표시되면 제1에코파와 제2에코파 거리측정에 사용한다.

- 다중 에코파를 탐상화면에 보이게 한다.
- Gate 1 라인을 제1에코파에 위치시킨다.
- [2ndF][DEPTH/%AMP](ECHO-ECHO) 버튼을 누른다.
- [F1]=EDGE 또는 [F2]=PEAK 중에서 선택한다(규정에 따른다).

- Gate2 라인을 제2에코파에 위치시킨다.

4) 수평, 수직, 사각 거리측정

사각탐상시에 Gate라인이 위치한 반사파 수평거리, 수직거리, 사각거리를 탐상화면에 보여준다. 이때 사각거리를 기준으로 표면상에서 수평거리와 수직거리를 자동으로 정확하게 계산하여 표시해 준다.

▼ 참고 탐상화면 상단에 보여지는 아이콘

→ : 측정된 파형까지 수평거리이다.
↓ : 측정된 파형까지 거리이다.
↘ : 측정된 파형까지 사각거리이다(실 주행거리).

5) 송신시간 모드

- 기본의 모드에서는 Gate 라인에 위치된 파형의 측정거리를 표시한다.
- 이를 송신시간(TOF) 모드로 설정하면 거리 대신에 시간으로 표시해준다.
- 단위는 [μs]이다.
- [OPTION]을 눌러 셋업으로 들어간다.
- [SETUP] 선택하고 [ENTER]를 누른다.
- [UNIT] 선택하고 [ENTER]를 누른다.
- [μs FULL SCALE] 선택하고 [ENTER]를 누른다.
- [OPTION]을 눌러 셋업을 벗어난다.

6) Gate ALARM 작동

- 단일 Gate나 이중 Gate로 알람을 설정할 수 있다.
- 알람이 설정되면 위치한 Gate 라인의 레벨(높이)보다 파형이 높을 때 울리게 된다.
- [Gate 1] 버튼을 눌러 나타나는 Gate 라인을 원하는 위치에 이동시킨다.
  * 시작위치, 폭, 레벨을 정해야 한다.

- [2ndF][Gate1](ALARM 1)을 누른다. 원하는 기능을 [F1]~[F4]로 선택한다.
- [F1] : Positive - Gate 라인보다 파형이 높을 때 알람이 울린다.
- [F2] : Negative - Gate 라인보다 파형이 낮을 때 알람이 울린다.
- [F3] : MINDEP - 정한 범위 이내에 있을 때 알람이 울린다.
- [F4] : OFF - 알람을 취소한다.

3.2 위상배열 탐상기

1. 외관 구성

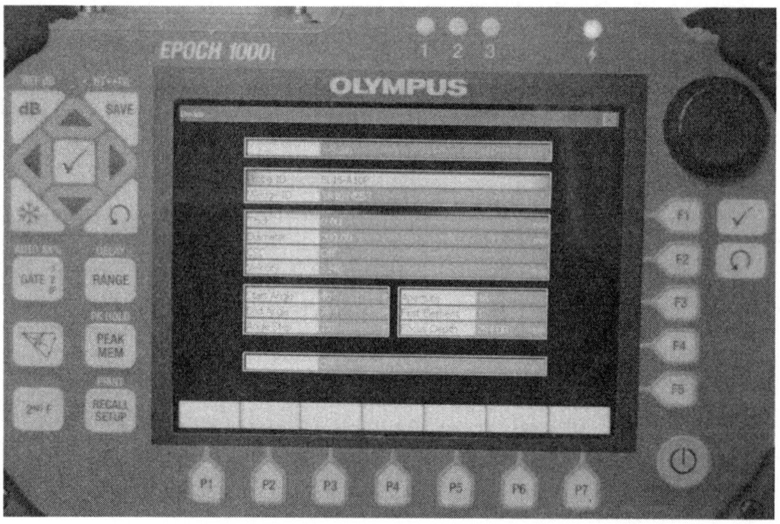

(1) 전면 키패드

EPOCH 1000i 장비의 전면은 크게 네 부분으로 구분된다.

- 메뉴 키 부분 : 기능을 선택할 수 있다.
- [Fn](function) 부분 : 세부설정을 선택할 수 있다. [F1]~[F5] key
- [Pn](parameter) 부분 : 파라미터를 설정할 수 있다. [P1]~[P7] key
- 탐상화면 부분 : 측정된 파형과 설정된 값을 보여준다.

(2) 외부 입출력 단자

- 외부 입출력 단자로 컴퓨터 모니터에 화면을 출력할 수 있는 VGA 출력단자
- TV에 화면을 출력할 수 있는 아날로그 출력단자
- 외부 동기를 통해 신호를 출력하기 위한 트리거 입출력단자
- 시리얼 통신을 통해 데이터를 입출력할 수 있는 RS-232 단자
- USB를 이용하여 통신이 가능한 USB 단자

1) VGA 출력단자 설정하기

- 컴퓨터 모니터 VGA 단자에 연결하여 측정화면을 볼 수 있게 한다.
  * Fn이 선택되었을 때 조절손잡이를 돌리면 1/5~5/5에서 선택 가능하다.
- VGA=ON(3/5 〉 display)을 선택한다.
  * [Pn] 누른 후에 조절손잡이나 상하 키패드로 On, Off할 수 있다.

2) 아날로그 출력단자 설정하기

- 다양한 형식의 아날로그 모니터를 지원한다.
- 사용하는 아날로그 모니터가 요구하는 아날로그 신호를 선택하면 된다.
  * 4가지의 아날로그 출력신호를 지원한다.
- A-out(3/5 〉 Meas Setup)를 선택한다.

Reading 1	Gate 1 Current Amplitude	Reading 3	Gate 1 Current Amplitude
Output 1	off	Output 3	off
Mapping 1	Range	Mapping 3	Range
Load 1	1000 kΩ	Load 3	1000 kΩ
Reading 2	Gate 1 Current Amplitude	Reading 4	Gate 1 Current Amplitude
Output 2	off	Output 4	off
Mapping 2	Range	Mapping 4	Range
Load 2	1000 kΩ	Load 4	1000 kΩ

- Reading〈1~4〉 : ANLAOG OUT 단자로 출력될 측정항목을 선택한다.
- Output〈1~4〉 : 전압출력 범위 선택(0~1V 또는 0~10V)

- Mapping : 탐상화면이나 Gate 폭을 기준으로 출력전압을 선택한다.
- Load : 연결하는 모니터 저항값을 선택한다.

3) 트리거 입출력

- 다른 장치와 연결할 때 펄스 타이밍을 동기화시키기 위해 사용한다.
- Trigger(3/5 〉 Meas Setup)를 선택한다.
  - Internal : 동기화를 위해 외부로 트리거 신호(펄스, 동기화 신호)를 출력한다.
  - External : 외부장비에서 트리거 신호를 입력받아 동기화시킨다.
  - Single : 장비에서 펄서 타이밍과 주파수를 수동으로 제어한다.

4) 시리얼 통신(RS-232)

- RS-232를 통해서 컴퓨터를 연결한다.
- GageView Pro 소프트웨어를 통해 통신이 가능하다.

5) USB 통신

다음과 같은 4개의 USB 포트를 제공한다.

- USB 클라이언트 포트 1개 : 외부장비로 제어할 때 사용한다.
- USB 호스트 포트 2개(외부) : 장비로 외부장비를 제어할 때 사용한다.
- USB 호스트 포트 1개(내부) : 배터리 케이스 내부에 있다.

(3) 장비 리셋하기

- 장비가 불완전한 동작을 하거나 버튼 기능이 동작하지 않을 때에 사용한다.
- 장비의 전체 설정을 초기화하거나 특정 매개변수를 초기화할 수 있다.

1) 리셋(초기화) 방법

Reset(5/5 〉 Files)를 선택한다.

- Master/Database : 모든 데이터를 삭제한다. 공장 초기화 상태로 한다.

- Parameters : 라이브 매개변수에 해당되는 데이터를 삭제한다.
- Datalogger : 측정하여 수집한 데이터를 삭제한다.
- Probe Library : DGS/AVG 탐촉자 데이터를 삭제한다.

2) 초기화시 선택 가능한 동작 기능

- Restore(복구하기) : 백업된 데이터베이스를 저장하고 장비에 연결된 USB 메모리로부터 백업파일을 불러들인 후에 장비를 Off 한다.
- Backup(백업하기) : 장비에 연결된 USB 메모리에 백업파일을 만들어 저장한다.
  - BackupDB.sdf - Master/Database data
  - BackupParameters.sdf - Parameters data
- Reset(리셋하기) : 공장 출하 시 설정된 초기 모드로 설정한다.
  모든 데이터가 지워지고 설정을 초기화한 후에 전원이 Off된다.

(4) 장비 시작하기

- [ON/OFF] 누르면 시작화면이 보이고 완전 부팅에 1분정도 걸린다.
- Local Option1 설정화면이 나타난다.
- 측정화면으로 가기 위해 이전버튼[↶]을 누른다.
- UT 모드나 PA 모드를 선택한다.

2. 탐상 모드 선택

- 탐상 모드에는 UT(일반탐상) 모드와 PA(탐상) 모드가 있다.
- 기존 탐상기처럼 사용할 때는 UT 모드를 선택하고, 사용할 때는 PA 모드를 선택한다. 모드 선택은 좌측 상단에 흰색으로 표시된 UT↔PA를 선택한다.
- 선택방법은 [2NDF] 누른 후에 [SAVE](UT↔PA) 누르면 된다.
  * [ ]는 버튼을 의미하고 이어서 누르는 방법은 －로 표시하고자 한다.

(1) 탐상 모드 선택하기

- [2ndF] - [SAVE](UT ↔ PA) 누른다.
- 누를 때마다 UT 모드와 PA 모드가 순차적으로 전환된다.
  - UT 모드 : 일반탐촉자를 사용할 수 있다. 일반탐상 장비와 동일하게 동작된다.
  - PA 모드 : 위상배열 탐촉자를 사용한다. 복합탐상 장비로 동작된다.

(2) 탐촉자 연결하기

- UT(일반탐상) 모드일 때 : 일반탐촉자를 장비 상단 T/R 표시된 단자에 탐촉자를 연결한다.
- PA(탐상) 모드일 때 : 위상배열 탐촉자를 장비 뒤쪽에 있는 위상배열 탐촉자 단자에 연결한다.

3. PA 모드 탐상화면

(1) 탐상화면 구성(PA 모드)

PA 모드에서 보여지는 탐상화면은 다음과 같다.

- 가운데 있는 스캔 화면과 이를 중심으로 각종 정보를 보여주는 영역

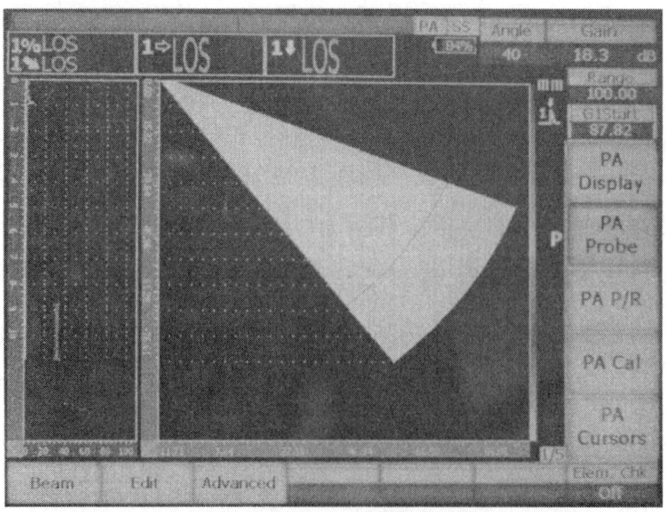

PA 모드 탐상화면

- 기능을 나타내는 5개의 기능영역
- 파라미터를 나타내는 7개의 파라미터 영역

이를 다시 세분화하면 다음 그림과 같이 대략 10개의 크고 작은 영역으로 구분된다. 그리고 각 영역에서 다시 세부항목별로 필요정보를 자세하게 보여준다.

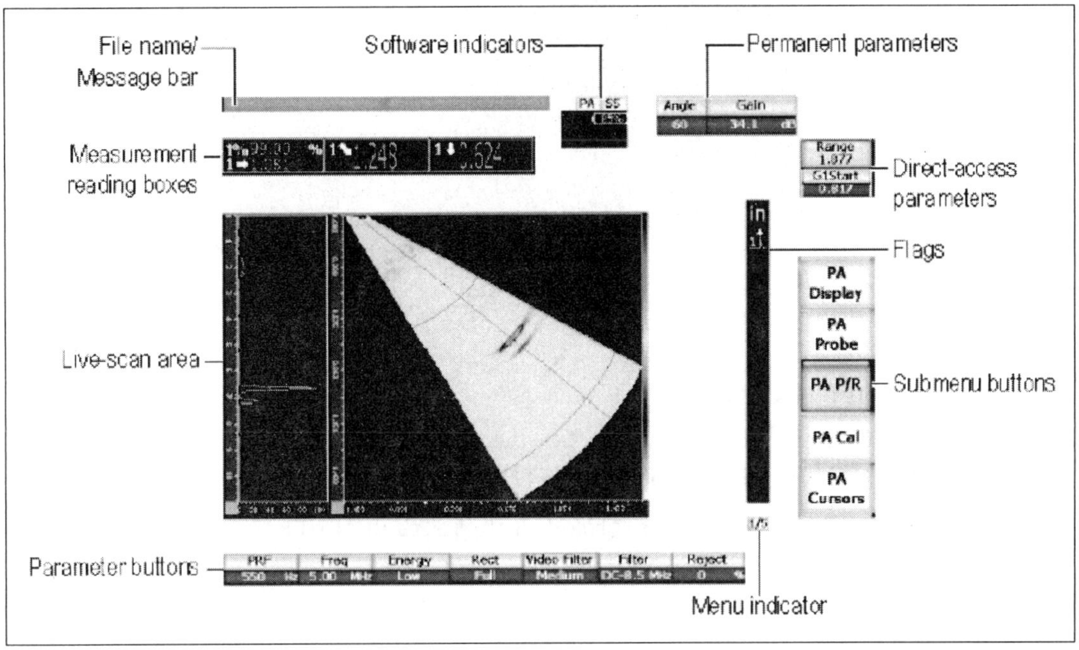

PA 모드 탐상화면 구성도

(2) 스캔 화면

- 탐상화면 중간에 시험체 내부를 보여주는 스캔 화면(Live-scan area)이 있다.
- 스캔 화면은 A_Scan 화면, S_Scan 화면으로 구분시킬 수 있다.
- A_Scan 화면은 일반탐상기에서 보여주는 탐상화면과 유사하다.
- S_Scan 화면은 위상배열 탐촉자를 이용할 때 일정한 범위를 보여주는 화면이다.
- A_Scan 화면과 S_Scan 화면은 한 개씩 보여주거나 동시에 보여주는 방법을 다양하게 배치시킬 수 있다.

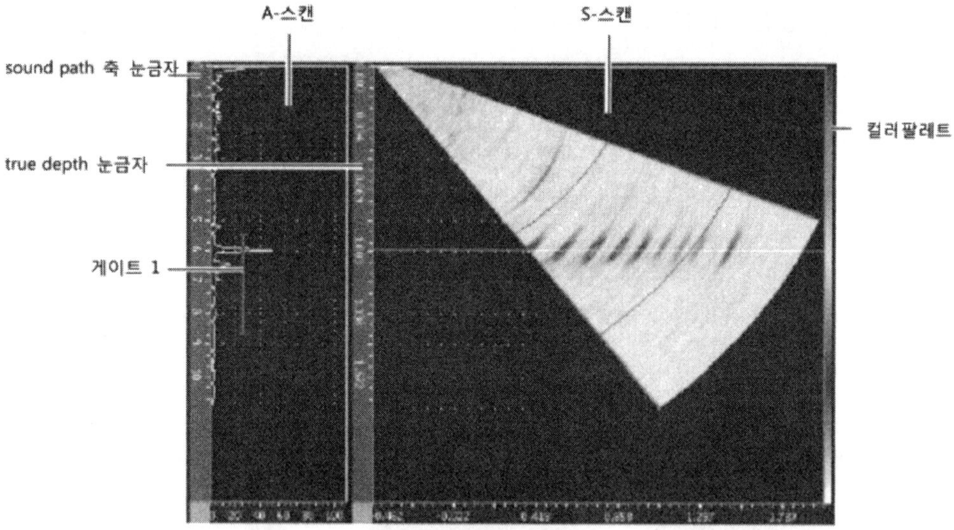

그림 스캔 화면

1) 스캔 화면 배치방법

- PA Display[1/5] 〉 [P1]을 선택한다.
- [P1]이 선택되면 해당 항목이 노란색으로 표시된다.
- 조절손잡이나 상하 키패드를 이용하여 4가지 배치형태 중에서 선택한다.

2) 스캔 화면 배치형태

- A-Scan : A-Scan 화면으로 보여준다.
- S-Scan : S-Scan 화면으로 보여준다.
- A/S Horz : A-Scan 화면과 S-Scan 화면을 좌우로 보여준다.
- A/S Vert : A-Scan 화면과 S-Scan 화면을 상하로 보여준다.

* 위에서 언급된 배치 형태는 PA 모드에서만 지원된다.

- AScan 화면은 sound path를 나타내는 축 눈금자과 함께 보여준다.
- 눈금자는 0에서 10까지를 표시하고 있으며 눈금자의 절대값은 변하지 않는다.
- 눈금자의 상대값(수치)은 설정한 Range 비율로 정해진다.
- Range 50mm으로 설정한 경우
  - 눈금 10은 50mm이다.

  - 눈금 1 : 5mm, 눈금 2 : 10mm, 눈금 10 : 50mm
- Range 100mm으로 설정한 경우
  - 눈금 10은 100mm이다.
  - 눈금 1 : 10mm, 눈금 2 : 20mm, 눈금 10 : 100mm
- A-Scan 화면에서 Gate 1은 2개의 Gate(IF Gate 제외) 중에서 첫 번째 Gate이다.
- A-Scan 화면에서 눈금자는 초음파의 실제 진행거리이다.
- S-Scan 화면에서 보여주는 S-Scan은 40°에서 70° 사이의 탐색화면이다.
- 펄스 반사법으로 연속하여 송수신이 이루어지기 때문에 live scan이라 한다.
- 내부상태를 표시하는 색깔은 반사파의 크기(세기)에 따라 표시되고 색깔은 컬러 팔레트에서 설정할 수 있다.
- S-Scan 화면에서 보여주는 가로 세로 눈금자는 수평거리와 수직거리를 나타낸다.

(3) 측정값 표시박스(measurement reading boxes)

1% 80.00% 1 → 20.00	1 ↘ 25.00	1 ↓ 5.00

Gate 라인이 위치한 레벨보다 측정된 파형이 높을 때 측정값이 표시된다.

참고 측정값 표시박스 표시되는 아이콘

→ : Gate 라인이 위치한 파형까지 수평거리이다.
↓ : Gate 라인이 위치한 파형까지 수직거리이다.
↘ : Gate 라인이 위치한 파형까지 사각거리이다.
* 사각거리는 초음파가 실제로 진행한 거리이다.

(4) 소프트웨어 Indicators

- 작동 모드 표시 : PA 모드에 있음을 의미한다.
- 스캔타입 표시 : Sector Scan에 있음을 의미한다.
- PA : 복합탐상 모드

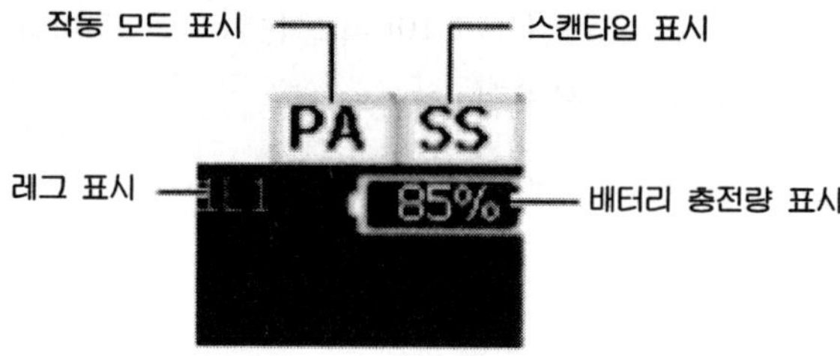

- UA : 일반탐상 모드
- SS : Scan 방법 표시
- 85% : 배터리 잔량을 나타낸다.

(5) 고정 매개변수

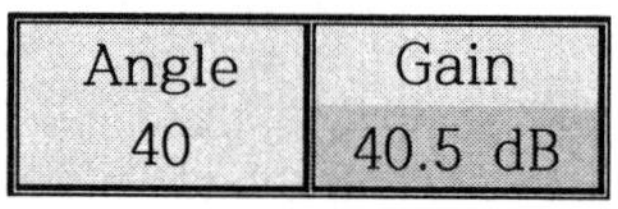

- 상단에 위치한 고정 매개변수(permanent parameters)는 항상 Angle와 Gain을 표시한다.
- Angle은 현재 설정된 각도, Gain은 설정된 이득(증폭도)을 나타낸다.
- 값을 새롭게 설정하기 위해서는 [ANGLE]과 [Gain] 눌러 각과 이득을 선택하면 된다.
- 해당 기능이 선택되면 대응되는 항목은 노란색으로 표시된다.
- 값을 조정할 때는 조절손잡이(둥근 조절 손잡이)나 상하 키패드로 변경할 수 있다.

(6) 설정 가능한 매개변수

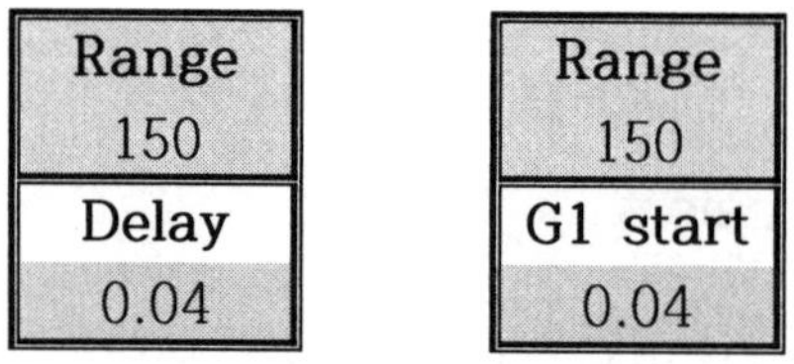

(a) (b)

매개변수 표시형태

- 설정 가능한 매개변수(direct access parameters)는 [RANGE] 누르면 (a)형태로 보여준다.
- [GATE] 누르면 (b)형태로 보여준다.
- 초기에 설정된 매개변수는 (a)형태로 보여준다.
- 원하는 기능 버튼을 누르면 해당 항목이 노란색으로 표시된다.
- 조절손잡이나 상하 키패드를 이용하여 원하는 값을 선택한다.

(6) 메뉴 지시

- 선택된 메뉴는 Flags 하단에 1/5∼5/5 페이지 중에 하나로 보여준다.
- 메뉴 지시(페이지, Menu indicator)는 현재 몇 번째 메뉴에 있는지를 보여준다.
- 주 메뉴는 5개(1/5, 2/5, 3/5, 4/5, 5/5) 페이지로 구성되어 있다.

1) 서버메뉴

- 서버메뉴는 5개의 기능키로 구성된다.
- 선택된 주 메뉴에 해당되는 서버메뉴가 Function[F] 키에 할당되어 보여진다.
- 5개([F1]∼[F5])의 Function 키가 있으며 Function 키에 표시될 항목이 5개보다 적으면 위에서부터 순차적으로 할당되고 아래쪽은 비워둔다.

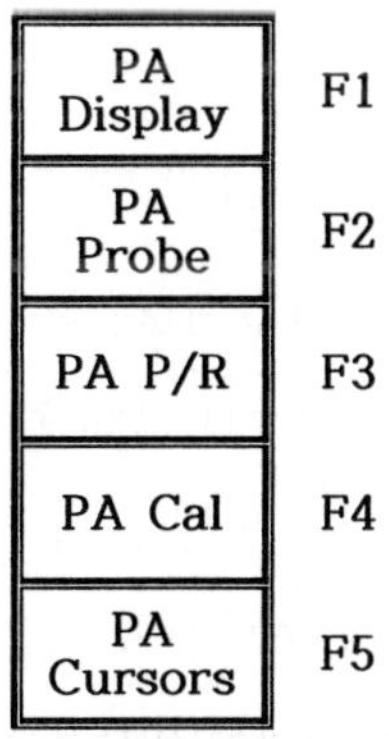

2) 파라미터

- 각각의 서버메뉴마다 파라미터(parameter buttons)가 할당되어 있다.

PRF	Freq	Energy	Rect	Video Filter	Filter	Reject

- 할당된 파라미터는 [P1]~[P7]에 설정되어 있다.
- 파라미터가 선택되면 선택 가능한 파라미터 값을 여러 개 보여준다.
- 파라미터 값은 조절손잡이나 상하 키패드를 이용하면 순차적으로 보여준다.
- 또는 √ 누를 때마다 순차적으로 보여준다.
- 값의 선택할 때는 별도로 ENTER를 누를 필요가 없다.
- 원하는 값이 보여지면 선택된 것이다.
- 앞으로 돌아가길 원하면 [↺]을 누르면 된다.

(7) 플래그

- 동작되는 기능은 오른쪽 스캔 화면에서 플래그(flags) 영역에 표시하게 된다.
- 길이단위(in, mm), 에지, 피크 등이 표시된다.

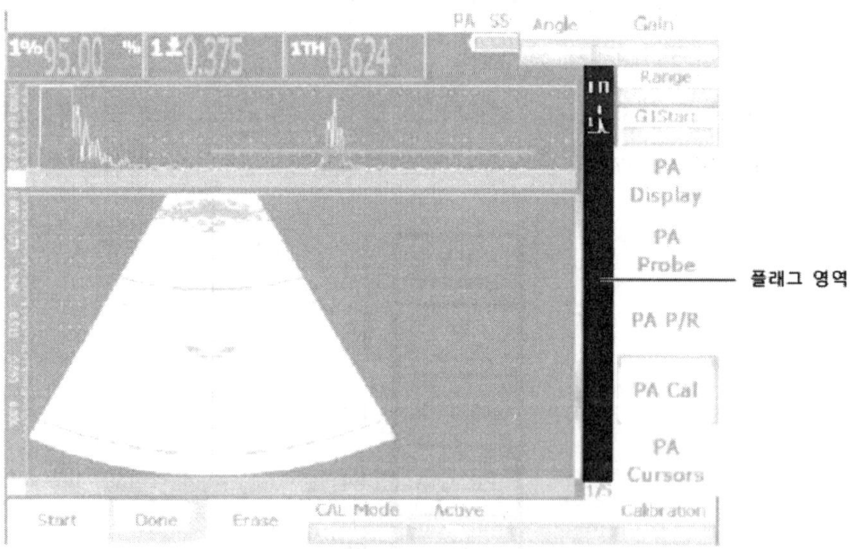

탐상화면에서 플래그 표시

- Flags : 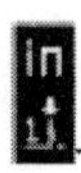Flags

- 설정된 거리 단위이다.
- mm나 in 중에서 선택할 수 있다.
- 현재 설정된 파형 감지방법을 보여준다.
- 플래그(flag)의 종류는 다음 표와 같다.

플래그 종류

플래그	설 명	플래그	설 명
AWS	AWS D1.1/D1.5 작동		Gate 1이 제 1 피크 측정 모드에 있음
AVG	AVG 작동	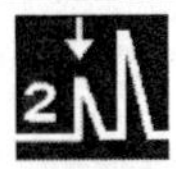	Gate 2가 제 1 피크 측정 모드에 있음
CSC	곡면보정(curved surface correction) 작동	P	[PEAK MEM] 작동
	장비가 AC 전원에 연결되었음을 표시	P_H	[2ND F], [PEAK MEM](PK HOLD) 기준에코 작동
CAL	교정(calibration) 작동	F	디스플레이 [정리(FREEZE)] 작동
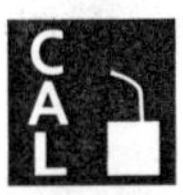	Gain, Auto CAL, PA Cal, Zero Offset, 속도(Velocity), 각도(Angle), 펄서, 리시버, PA P/R 접근이 안됨	F	불러오기 정지(recall freeze) 작동 [MEAS/RESET]을 누르면 복귀
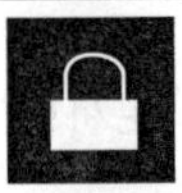	[ON/OFF]를 제외한 장비의 모든 기능키가 잠겨 있음	Z	줌 기능 작동
OS	오버 슈트	RZ	불러오기 줌(recall zoom) 기능 작동
	Gate 1이 피크측정 모드에 있음	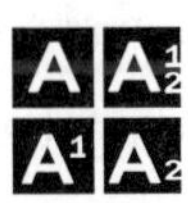	Gate 1 및/혹은 Gate 2에 경보가 시작되었음을 표시. Gate 측정 인디케이터와 번갈아 가며 깜빡거림
	Gate 2가 피크측정 모드에 있음	DAC	DAC/TVG 작동
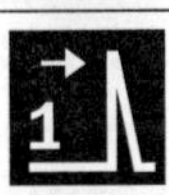	Gate 1이 에지(또는 플랭크) 측정 모드에 있음	DGS	DGS/AVG 작동
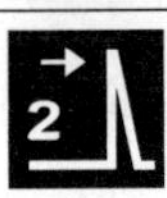	Gate 2가 에지(또는 플랭크) 측정 모드에 있음		

4. UT 모드 탐상화면

- 다음은 UT 모드일 때 탐상화면이다. 측정화면의 영역별 명칭과 기능은 PA 모드일 때와 동일하다.

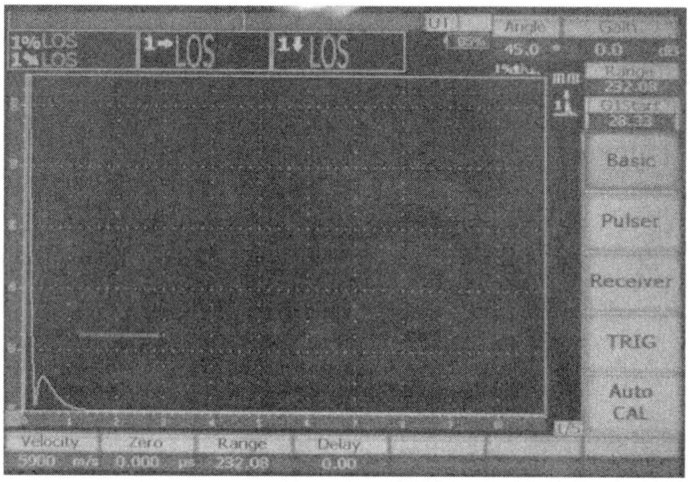

UT 모드 탐상화면

- UT 모드에서는 메뉴 구성이 다르다. 그리고 PA 모드에서 필요한 S-Scan 화면이 없기 때문에 스캔 화면은 한 화면으로 보여준다.
  - File name/Message bar : 로그 파일 이름과 메시지를 보여준다.
  - Software indicators : 스캔 화면이 하나이기 때문에 UT만 좌측만 표시되고 우측은 비어 있다.
- 아래쪽은 배터리 전압을 보여주고 있다.
  - Permanent parameters : PA 모드와 동일하다.
  - Measurement reading baxes : PA 모드와 동일하다.
  - Live-scan area : 하나의 스캔 화면만 보여준다.
  - Parameter buttons : UT parameter를 보여준다.
  - Diret access parameters : PA 모드와 동일하다.
  - Flags : PA 모드와 동일하다.
  - Submenu buttons : UT 하위메뉴를 보여준다.
- 기본적으로 A-Scan 화면을 보여주기 때문에 Display에 대한 메뉴가 없다.

3.3 탐상기 메뉴

1. 메뉴 구성

Epoch 1000i에서 제공되는 메뉴 전체구성을 살펴보면 장비에서 사용되는 UT 모드와 PA 모드별로 메뉴가 구성된다. 모드별로 제공되는 메뉴가 약간 다르다.

메뉴(Menu)에는 다시 하위메뉴(submenu)가 있으며 하위메뉴는 다시 파라미터(parameter, 매개변수)를 가지고 있고 파라미터는 여러 개의 값들 중에 하나를 선택하는 구조로 되어 있다.

(1) 메뉴 전체구성

- Menu 〉 Submenu 〉 Parameter = value
- 메뉴 〉 하위메뉴 〉 매개변수 = 값
- 1/5 〉 PA Display 〉 Screen = Scan
- 숫자 〉 Fn 키 〉 Pn 키 = 선택 키

메뉴는 5 페이지로 구성되어 있으며 1/5～5/5 로 표시된다. 메뉴 페이지를 선택하는 방법은 Fn([F1]～[F5]) 중에 하나가 선택되면 선택된 항목은 노란색으로 표시한다. 이때 조정손잡이를 돌리면 5개의 메뉴 페이지를 하나씩 순차적으로 표시해 준다.

- 메뉴 페이지 선택은 Fn([F1]～[F5]) 중에 하나를 눌러 선택한 후에 조정손잡이를 돌리면 된다.
- 하위메뉴 선택은 본체 우측에 있는 Function Key [F1]～[F5]를 누르면 된다.
- 파라미터 선택은 본체 하단에 있는 Parameter Key [P1]～[P7]을 누르면 된다.
- 현재 선택된 항목(메뉴, 하위메뉴, 파라미터, 값)은 노란색으로 마크된다.
- 하단에 선택된 항목은 노란색으로 보여주고 상단 메뉴는 파란색으로 보여준다.

파라미터(매개변수)에서 선택하는 값은 미리 할당된 값들 중에서 선택하는 경우와 사용자가 원하는 값을 입력할 수 있는 2가지 형태로 구분된다.

값의 선택은 조절손잡이나 상하 키패드를 이용, 또는 눌러서 원하는 값이 나올 때까지 계속 누르면 된다.

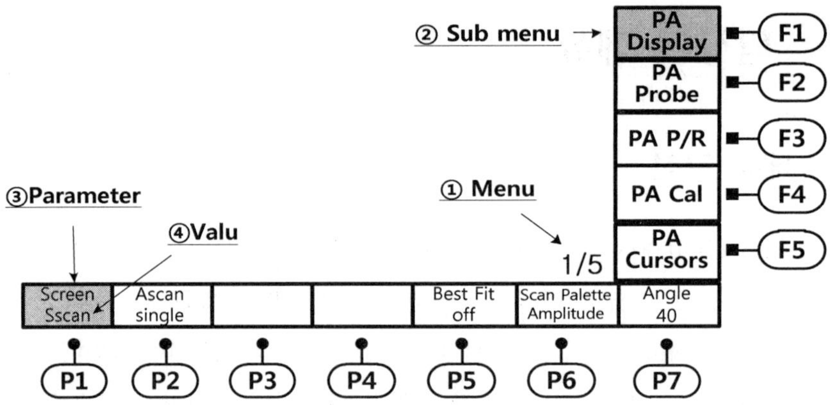

PA 모드 메뉴 구성

(2) 값 변경하기

명령어 버튼이나 매개변수 버튼을 선택한 다음 값을 변경하는 방법은 다음과 같다.

- 누르면 해당 명령어나 매개변수명에 밑줄이 On, Off 된다.
- 밑줄 on : 소수점 이상 값 또는 큰 값으로 바뀌게 된다.
- 밑줄 off : 소수점 이하 값 또는 작은 값으로 바뀌게 된다.
- 값 변경 버튼 : 상하 키패드를 누르거나 조절손잡이 다이얼을 돌린다.

  * 누를 때 고정값으로 변화는 경우(임의 값을 허용하지 않는 경우)는 밑줄이 표시되지 않는다. 할당된 값만 순차적으로 바뀌게 한다.

(3) 버튼 종류

버튼은 4가지 종류가 있다. 임의로 값을 입력할 수 있는 편집 버튼, 고정값을 가지고 있어 선택만 할 수 있는 선택 버튼, 명령어 버튼, 기능 버튼이다.

버튼 종류들

종 류	보 기	버튼 설명
편집 버튼	Range 2.272	값을 편집할 수 있는 매개변수 조절손잡이를 돌리거나 화살표 키를 눌러서 값을 변경할 수 있음
선택 버튼	Mode P/E	값이 사전에 정해져 있고 선택만 가능한 매개변수 조절손잡이를 돌리거나 화살표 키를 눌러서 값을 선택할 수 있음
명령어 버튼	Zoom	선택 시에 즉시 명령어를 실행함
기능 버튼	General	대화상자를 열거나 더 많은 매개변수가 들어 있는 화면을 연다

2. PA 모드 메뉴 구성

(1) PA 모드 메뉴

메 뉴	1/5	2/5	3/5	4/5	5/5
하위메뉴 버튼	PA Display	Gate 1	Display Setup	Sizing Option	Files
	PA Probe	Gate 2	Meas Setup		
	PA P/R	IF Gate	Inst Setup		
	PA Cal	Gate Setup			
	PA Cursors	Ref Cursor			

(2) PA 모드 1/5 메뉴의 하위메뉴와 매개변수

하위메뉴	매 개 변 수						
PA Display	Screen				Best Fit	Scan Palette	Angle
PA Probe	Beam	Probe					
PA P/R	PRF	Freq	Energy	Rect	Video Filter	Filter	Reject
PA Cal	Depth 1	Depth 2	Cal Mode	Velocity			
PA Cursors	Cursor X	Cursor X1	Cursor X2	Cursor Y	Cursor Y1	Cursor Y2	

(3) PA 모드 2/5 메뉴의 하위메뉴와 매개변수

하위메뉴	매 개 변 수						
Gate 1	Zoom	Start	Width	Level	Alarm	Min Depth	Status
Gate 2	Zoom	Start	Width	Level	Alarm	Min Depth	Status
IF Gate	Zoom	Start	Width	Level	Alarm	Min Depth	Status
Gate Setup	Setup	G1 Tracks	G2 Tracks				
Ref Cursor	Cursor A	Cursor A	Cursor B	Cursor B			

(4) PA 모드 3/5 메뉴의 하위메뉴와 매개변수

하위메뉴	매 개 변 수						
Display Setup	Color Setup	A-Scan Setup	VGA	Image Overlay			
Meas Setup	Reading Setup	Unit	TH Res	% Res	Trigger	A-Out	
Inst Setup	General	Owner Info	Status				

(5) PA 모드 4/5 메뉴의 하위메뉴와 매개변수

하위메뉴	매 개 변 수						
Sizing Option	AWS D1.1						

(6) PA 모드 5/5 메뉴의 하위메뉴와 매개변수

하위메뉴	매 개 변 수						
Files	Open	Create	Reset	Page Setup	First ID	Last ID	Id :

3. UT 모드 메뉴 구성

(1) UT 모드 메뉴와 서브메뉴

메 뉴	1/5	2/5	3/5	4/5	5/5
하위메뉴	Basic	Gate 1	Display Setup	Sizing Option	Files
	Pulser	Gate 2	Meas Setup		
	Receiver	IF Gate	Inst Setup		
	TRIG	Gate Setup			
	Auto CAL	Ref Cursor			

(2) UT 모드 1/5 하위메뉴와 매개변수

하위메뉴	매 개 변 수						
Basic	Velocity	Zero	Range	Delay			
Pulser	PRF Mode	PRD	Energy	Damp	Mode	Pulser	Freq
Receiver	Filter Group	Filter	Rect				Reject
TRIG	Angle	Thick	X Value	CSC	Diameter		
Auto Cal	CAL Mode	CAL Velocity	CAL Zero	Velocity	Zero		

(3) UT 모드 2/5 하위메뉴와 매개변수

하위메뉴	매 개 변 수						
Gate 1	Zoom	Start	Width	Level	Alarm	Min Depth	Status
Gate 2	Zoom	Start	Width	Level	Alarm	Min Depth	Status
IF Gate	Zoom	Start	Width	Level	Alarm	Min Depth	Status
Gate Setup	Setup	G1 Tracks	G2 Tracks				
Ref Cursor	Cursor A	Cursor A	Cursor B	Cursor B			

(4) UT 모드 3/5 하위메뉴와 매개변수

하위메뉴	매 개 변 수						
Display Setup	Color Setup	A–Scan Setup	VGA				
Meas Setup	Reading Setup	Unit	TH Res	% Res	Trigger	A–Out	
Inst Setup	General	Owner Info	Status				

(5) UT 모드 4/5 하위메뉴와 매개변수

하위메뉴	매 개 변 수						
Sizing Option	DAC/TVG	DGS	AWS D1.1				

(6) UT 모드 5/5 하위메뉴와 매개변수

하위메뉴	매 개 변 수						
Files	Open	Create	Reset	Page Setup	First ID	Last ID	Id :

3.4 UT 모드에서 위상배열 탐상기 주요 기능

1. 펄스 / 리시버 설정

송신신호에 해당하는 펄서에 대한 설정과 수신신호에 해당되는 리시버에 대한 설정기능은 다음과 같다.

- 장비 감도(gain) 설정
- AUTO-XX% 기능 설정
- 기준 Gain과 스캐닝 Gain 설정
- 펄서 설정
- 리시버 설정
- 사용자용 필터 설정

(1) 장비 감도 설정

- 탐상화면에 표시되는 파형의 크기를 조절하는 기능이다.
- 파형을 크게 할 때는 Gain을 높이고 파형을 작게 할 때는 Gain을 낮추면 된다.
  - [dB] 버튼을 누른다.
  - √를 눌러 큰 단위변경 또는 작은 단위변경을 선택한다.
  - 상하 키패드나 조절손잡이 이용하여 원하는 값으로 설정한다.

(2) AUTO-XX% 기능 설정

파형의 크기를 탐상화면 높이를 기준으로 80%로 보이게 설정한다.

- [GATE] 버튼을 눌러 2개의 Gate 중에서 하나를 선택한다.
- 높이를 조절할 파형에 Gate 라인을 위치시킨다.
- [2ndF],[GATE](AUTO - XX%) 버튼을 눌러 기능을 작동시킨다.
  - 이 기능을 사용하면 일일이 Gain([dB], 민감도)을 조정하지 않아도 화면에 80% 크기로 파형을 보여주기 때문에 편리하다.

(3) 기준 Gain과 스캐닝 Gain 설정

Ref 54.6+0.0dB

- 장비에 할당된 기준 Gain(54.6dB)에서 사용자가 원하는 임의의 Gain 값을 더하거나 감할 때 사용한다.
  - [2ndF],[dB](REF dB) 버튼을 눌러 기능을 작동시킨다.
  - 눌러 큰 단위(밑줄 on) 변경 또는 작은 단위(밑줄off) 변경을 선택한다. 큰 단위는 6dB씩 변하고 작은 단위는 0.1dB씩 변한다.
  - 상하키 패드를 돌려서 원하는 값을 설정한다.
- [Basic](1/5) 누르넌 나음 3개의 매개변수가 나온다.
  - Add : 기본 Gain에 스캐닝 Gain을 더하여 파형을 증폭할 때 사용한다.
  - Scan dB : 기본 Gain인 경우와 Add한 경우를 번갈아 보여준다.
  - Off : 스캐닝 Gain을 사용하지 않고 나간다.

2. 펄서 세부설정

장비에서 초음파 펄서에 대하여 세부적으로 설정할 수 있다. 설정 매개변수는 다음과 같다.

- 반복주파수(PRF, RPF)
- 에너지(전압)

- 댐핑
- 검사 모드
- 펄서 파형
- 펄서 주파수(펄스 폭)

(1) 반복주파수 설정

- 반복주파수는 규정에 따라 설정한다.
- 반복주파수가 높으면 랩어라운드 간섭이 발생될 수 있다.
  * 랩어라운드 : 진행경우가 길어질 때 화면상에 불요신호(spurious signal)가 발생되는 현상
- PRF Mode (1/5 〉 Pulser) 선택한다.
- 설정값 종류
  - Auto Low : 반복주파수를 화면범위와 검사 모드를 기준으로 표준값으로 설정
  - Auto High : 반복주파수를 화면범위와 검사 모드를 기준으로 최고값으로 설정
  - Manual : 반복주파수를 사용자가 임의로 설정

(2) 에너지 설정

에너지는 50V～475V까지 25V 단위로 설정할 수 있다(일반 초음파 모드).

- 에너지가 높으면 배터리 소모가 많아진다.
- 초음파 진행이 어려운 재질은 높은 펄서 에너지를 사용해야 한다.
  - Energy(1/5 〉 Pulser)를 선택한다.
- 변경단위는 25V이다.

(3) 댐핑(Damping)

장비의 내부저항을 이용하여 진동의 형태를 최적화시킨다. 규정에 따라 설정한다.

- Damp(1/5 〉 Pulser)를 선택한다.
- 설정값 종류(4개 중에 한 개 선택) : 50Ω, 100Ω, 200Ω, 400Ω

(4) 검사 모드

탐촉자의 종류에 적절한 검사 모드를 선택하면 된다. 3가지 모드 중 하나를 선택할 수 있다.

- Mode(1/5 〉 Pulser)
- 설정값 종류
  - P/E : 단일 탐촉자를 이용한 펄스 반사법 사용
  - Thru : 단일 탐촉자 2개를 이용하여 투과법 사용
  - Dual : 2진동자를 가진 단일 탐촉자를 이용한 펄스 반사법 사용
- pitch and catch 모드를 선택하여 하나는 송신, 하나는 수신으로 사용한다. 단자 연결시 색깔에 주의한다.

(5) 파형 설정

- Pulser(1/5 〉 Pulser)를 선택한다.
- 설정값 종류
  - Spike : narrow-width pulser를 사용하여 Spike pulser를 발생시킨다.
  - Square : 일반적인 검사에 사용되는 펄서 폭 조절이 가능하다.

(6) 주파수(펄서 폭) 설정

- Pulser=Sqaure(1/5 〉 Pulser)가 선택되어 있어야 한다.
- Frequency(1/5 〉 Pulser)를 선택한 다음 주파수를 설정한다.
  - 사용하는 탐촉자에 가까운 주파수를 선택하면 된다.
  - 선택 가능한 주파수 : 0.5MHz～20MHz(9개의 주파수가 고정 할당되어 있다)

3. 리시버 세부설정

리시버(receiver)에서는 반사파를 수신할 때 특성이 다른 필터를 통해 원하는 파를 효과적으로 수신하기 위해 사용된다. 다음과 같이 3가지의 매개변수가 있다.

- 필터 그룹

- 디지털 리시버 필터
- 파형 정류
  - 필터 : 설정된 주파수 대역은 통과시키고 다른 주파수 대역은 차단시키는 전자적 장치이다.

(1) 필터 그룹

필터(filter) 그룹에는 다음 3가지의 표준 그룹이 있다.

- Filter Group(1/5 〉 Receiver) 선택한다.
- [F3]를 눌러 Receiver를 선택한 후에 [P1]을 누르면 선택된다.
- Filter Group이 선택되면 상하키를 이용하거나 조절손잡이를 돌리면 3가지의 값이 순차적으로 선택된다.

Filter Group에서 아래의 값을 선택한 후에 [P2]를 눌러 원하는 필터를 선택한다. 설정값 종류는 다음과 같다.

- Standard
  - 7종류의 디지털 필터를 가지고 있다.
  - 전체 대역폭은 0.2MHz～26.7MHz이며 이중에서 원하는 필터를 선택한다.
- Advanced
  - 30종류의 디지털 필터를 가지고 있다.
  - 모든 주파수대역을 수신할 수 있다. (DC～BYPASS)이며 원하는 필터를 선택한다.

    * EN12668-1에 대한 검증 없음

(2) 디지털 리시버 필터

위에서 선택한 표준 그룹의 필터에 대한 세부선택 내용이다.

- Standard
  - 7종류의 디지털(digital) 필터가 설정되어 있다. 특이한 필터만 설명한다.
  - 2.0MHz～21.5MHz(광대역 1)
  - 0.2MHz～10.0MHz(광대역 2)

– 8.0MHz ~ 26.7MHz(high-pass)

* 사용하는 탐촉자의 주파수는 반드시 필터 주파수 범위 내에 있어야 한다.

- Advanced
  – 30종류의 디지털 필터가 설정되어 있다. 그 중에서 특이한 필터만 설명한다.
  – A BYPASS : 필터 기능 OFF
  – ABYP_EXT :

* 사용하는 탐촉자의 주파수는 반드시 설정된 필터 주파수 범위 내에 있어야 한다.

(3) 파형 정류

파형 정류(waveform rectification) 모드는 4가지가 있다.

- Rect(1/5 〉 Receiver)를 선택한다.
- 설정값 종류
  – 전파(Full wave) : 정(+) 반파와 부(−) 반파를 합쳐 크기 형태로 보여준다.
  – 정(+) 반파(Half wave Positive) : 진동파 중심을 기준으로 위쪽 부분만 보여준다.
  – 부(−) 반파(Half wave Negative) : 진동파 중심을 기준으로 아래쪽 부분만 보여준다.
  – RF파 : 진동파 형태 그대로 보여준다.

제4장

탐상장비 교정하기

4.1 표준시험편
4.2 Epoch 4 장비 교정
4.3 위상배열 탐상기 교정

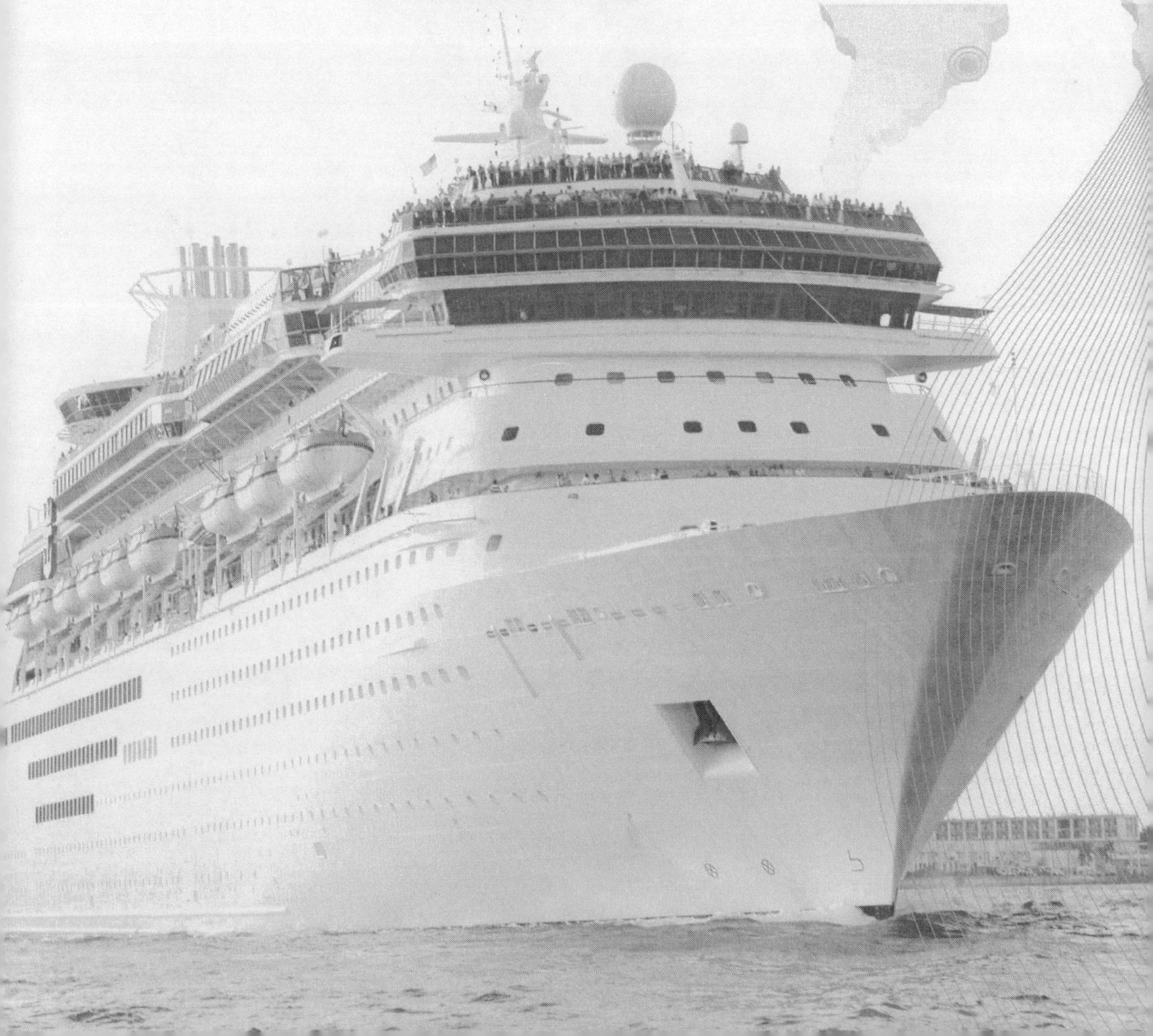

4.1 표준시험편

1. 표준시험편의 필요성

초음파탐상을 이용한 검사만 아니라 온도나 거리 등 어떤 물리적인 측정에서 정확한 값을 표시하기 위해서는 기준이 되는 표준치수가 반드시 필요하다.

예를 들면 어떤 온도계에서 표시되는 온도가 20°라면 이 온도가 정확한 온도인지를 알기 위해서는 표준 온도계와 비교하면 된다. 길이를 재는 자를 제작할 때는 표준길이를 갖는 자를 이용하여 그 길이 그대로 제작하면 길이에 대한 편차가 거의 없게 된다. 기준이 되는 자나 표준 온도계는 주변의 다양한 환경이나 요소에 영향을 적게 받는 특수한 재질로 제작되고 있다.

초음파탐상에서 사용되는 표준시편도 같은 의미로 사용된다. 탐촉자에서 발생된 초음파를 시험체로 진행시키고 결함이나 저면에서 반사되는 파를 수신하여 탐상화면에 표시하는데 이때 화면에 표시되는 거리가 실제 거리로 제대로 표시되고 있는지를 검증할 수 있어야 하기 때문이다. 이러한 검증을 위해 표준시험편(시편)을 사용하고 시험편에는 국내외적으로 공인된 인증서가 첨부되어 있다.

초음파를 송신하고 수신받아 탐상기의 탐상화면에 수신된 파형과 진행거리로 표시하는 과정에 대해 살펴보자.

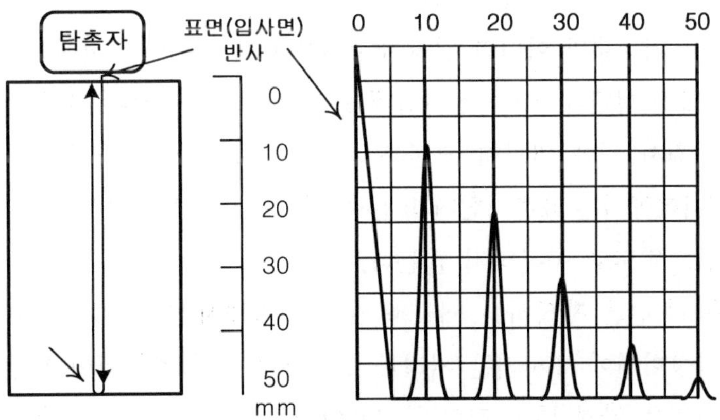

탐상화면

- 탐상화면 수직축 : 수신된 파(반사파)의 크기를 나타낸다.
  수신되는 파는 증폭도(Gain)에 따라 화면에 표시한다. 즉, 수신되는 파의 신호를 Gain(증폭, 이득)만큼 증폭시킨 다음 증폭된 신호를 탐상화면에 표시하게 된다. 약한 반사파 신호가 수신되면 탐상화면에 아주 작게 표시되어 구별이 어렵게 된다. 이때는 Gain을 높여서 크게 증폭시키면 탐상화면에 잘 보이기 때문에 수신되는 신호의 크기에 따라 적당하게 Gain을 조절하여 탐상화면에 잘 보이도록 한다.
- 탐상화면 수평축 : 수신된 파의 진행한 거리를 나타낸다.
  탐상화면의 수평축은 거리를 나타낸다. 탐상화면에 숫자로 표시되어 있는 좌측에서 0으로 시작된다. 이는 좌측이 탐촉자가 위치한 곳으로 거리가 0임을 나타낸다. 따라서 표시되는 수평축은 표면부터 거리이며 초음파가 진행한 거리이다. 파형이 우측으로 갈수록 거리가 길어지는데 표시되는 최대거리는 설정된 Range에 의해 정해진다. 표시되는 거리는 탐상기에 설정된 음속으로 계산된 값이다. 탐상기에 정확한 음속을 설정해야 거리표시에 오차가 발생하지 않는다.

종파탐상에서 시험체가 강재일 때 음속은 5900M/s(상온을 기준으로 함)으로 설정한다. 장비는 설정된 음속으로 거리를 계산하고 이를 탐상화면에 표시한다. 여기서 음속은 온도에 따라서 속도가 달라지게 된다. 따라서 장비내부 상태나 외부 상태(소자의 동작 온도, 습도, 외부온도 등)가 변하면 음속차가 발생되고 이로 인해 표시되는 거리에 오차가 생기게 된다.

오차는 거리뿐만 아니라 결함이나 저면에서 반사되는 파형의 크기를 표시할 때도 동일하게 발생된다. 이를 정확하게 표시하도록 수정하는 작업을 교정이라 한다. 규정에는 검사 전에 반드시 교정을 시행하도록 명기되어 있다.

우리나라에서는 표준시험편 또는 대비시험편이라는 명칭으로 구분하고 있지만 외국에서는 별도로 구분하지 않는다.

표준시험편은 제작하는 재질과 규격이 정해져 있기 때문에 이를 기준으로 비교하면 탐상화면에 표시되는 거리가 정확한지 아닌지를 확인할 수 있고, 표준시험편으로 교정을 하게 되면 정확한 크기나 거리를 표시하도록 장비를 설정할 수 있게 된다.

표준시험편은 환경에 의한 영향을 적게 받는 재질로 제작되고 표준화된 형상과 크기와 치수로 제작된다. 그리고 정확한 위치에 인위적인 불연속부(결함에 해당되는 홀)를 가지고 있고, 국가가 인정한 권위있는 기관에서 제작하고 인증서를 첨부하고 있다.

A1, A3 표준시험편은 탐상화면에 표시되는 결함 반사파의 거리를 정확하게 표시되도록 탐상장비를 설정하는데 사용된다. 표준시험편은 거리에 대한 교정에 주로 사용된다. 결함의 크기에 따라 수신되는 반사파의 세기(파형의 높이)가 달라진다.

대비시험편은 인위적으로 정해진 결함 크기를 가지고 있어 여기서 나타나는 반사파 크기를 실제 탐상에서 나타나는 반사파 크기와 비교함으로 실제 측정되는 결함의 크기에 신뢰성을 가질 수 있게 된다.

실제 탐상에서 같은 결함인 경우에도 시간을 달리하여 측정하면 그때마다 표시되는 반사파의 세기가 달라지는 현상이 발생하기 때문에 동일한 검사를 수행해도 일정 시간이 지나면 반드시 대비시험편을 이용하여 교정을 다시 한 후에 검사를 계속 하도록 하고 있다. 만일 이를 고려하지 않고 현장에서 검사를 수행하면 같은 크기의 크랙임에도 불구하고 탐상기에 표시되는 크랙의 크기가 다르게 표시되어 합/부 판정에 영향을 주기 때문이다.

대비시험편은 정해진 규격으로 다양한 크기의 크랙을 가지고 있고 검사에서는 이 크랙을 이용하여 표시되는 파의 크기를 기준으로 삼고 실제 검사 시에 나타나는 파와 비교하여 판정을 내리는 데 사용된다.

2. 표준시험편의 종류

표준시험편은 외부의 환경(습도, 온도 등)에 의해 재질 내부의 특성(임피던스, 분산 등)의 변화가 적은 물질로 만들어진다. 초음파검사에서 사용되는 표준시험편(standard test block)은 초음파 교정에 적합하도록 제작되는데 각 국의 인증기관에서 재질과 형상과 치수 등의 규격을 정하고 있다.

비파괴검사에서 탐상법에 따라 적용하는 여러 종류의 표준시험편이 제시되어 있다. 다음 표는 초음파탐상에 사용되는 표준시험편의 종류이다.

조선산업 분야에서는 용접부 검사가 많기 때문에 이 교재에는 통상적으로 많이 이용되는 용접부 검사와 관 그리고 두께검사 등 일반화된 검사에 대해서만 언급하고자 한다. 기본적으로 사용되는 STB-A1, STB-A2, STB-A3 표준시험편에 대해서만 다루기로 한다. 다른 시험편에 대한 규격이나 더 자세한 내용은 표준시험편 규격집을 참고하기 바란다.

표준시험편의 종류

표준시험편 종류	탐상방법	검사물	사용목적
STB-A1	수직 경사각	용접부, 관	• 사각탐촉자 특성 측정 • 사각탐촉자 입사점 측정 • 사각탐촉자 굴절각 측정 • 측정범위 조정 • 탐상감도 조정
STB-A2 STB-A21 STB-A22	경사각	용접부, 관	• 탐상감도 조정 • 탐상기의 종합성능 측정
STB-A3 STB-A31 STB-A7963		용접부	• 사각탐촉자 입사점 측정 • 사각탐촉자 굴절각 측정 • 측정범위 조정 • 감도 조정
STB-G V2 STB-G V3 STB-G V5 STB-G V15-1 STB-G V15-1.4 STB-G V15-2 STB-G V15-2.8 STB-G V15-4 STB-G V15-5.6	수직	아주 두꺼운 판조강 및 단조품	• 감도 조정 • 수직탐촉자 특성 측정 • 탐상장비 종합성능 측정
STB-N1		두꺼운 판	탐상감도 측정

(1) STB-A1 표준시험편

A1 표준시험편은 용접부 검사에서 수직이나 사각탐상법으로 검사할 때 교정을 위한 시험편으로 사용된다. 시험편의 규격을 보면 열처리된 SWS 41 또는 SWS 50인 연강판을 사용한다. 그리고 초음파 전달에 영향을 줄 수 있는 음향 이방성을 제거하도록 되어 있다.

수직탐상에서는 정확한 거리에 반사파가 위치(가로축) 하도록 교정하는데 사용된다. 사각탐상에서는 사각탐촉자의 입사점과 굴절각을 먼저 찾은 후에 이를 이용하여 파의 위치가 정확한 거리에 표시되도록 교정하는 데 사용된다.

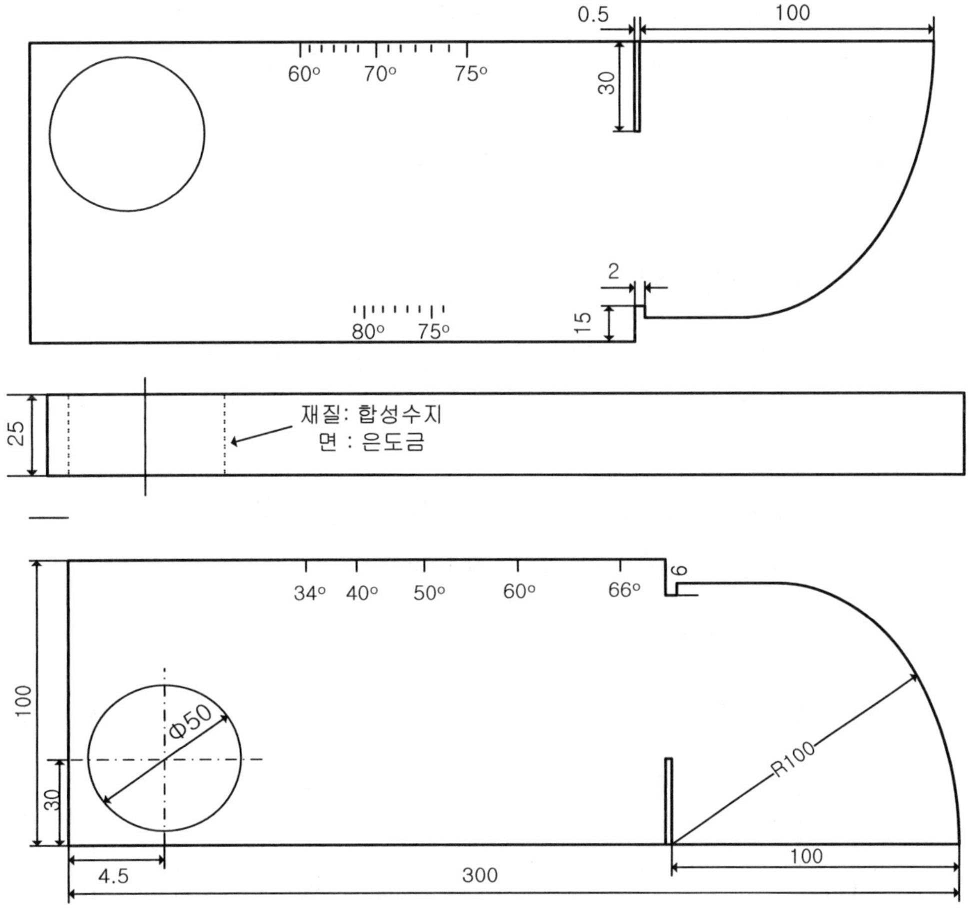

STB-A1 표준시험편

1) 표준시험편 A1의 구조

- 모양은 직사각형에 반호가 붙어 있는 형상이다.
- 직사각형의 한쪽에 직경 50mm인 원형의 구멍이 있고 깊이는 23mm이다.
- 구멍은 합성수지(플라스틱)로 채워져 있으며 편면은 은도금되어 있다.
- 시험편의 표면 거칠기는 12S이고 반호의 반경은 100mm이다.
- 가로길이는 100mm이고, 세로길이는 300mm이며 두께는 25mm이다.

2) 용 도

수직탐상에서는 거리교정를 위해서 두께와 가로길이가 정확하게 입력하여 탐상화면에 표시되도록 한다. 사각탐상에서는 둥근 반호에서 반사되는 원리를 이용하여 탐촉자의 입사점을 찾고 시험편 옆면에 표시된 각은 탐촉자의 입사각을 찾는데 이용한다. 그런 후에 반호를 이용하여 거리가 정확하게 표시되도록 거리교정을 하면 사각탐상의 교정이 완료된다.

(2) STB-A2 표준시험편

초음파탐상용 표준시험편 STB-A2이다. 약칭으로 A2라고 한다. A2는 탐상강도 조정이나 분해능 교정에 주로 사용된다. 일반적이지 않지만 탐촉자의 성능을 테스트하는데 사용할 수도 있다.

음향 이방성을 제거한 SWS 50의 연강판을 열처리하여 제작한다. 홀의 깊이 공차는 ±0.2mm이고 치수 허용차는 ±0.1mm이다.

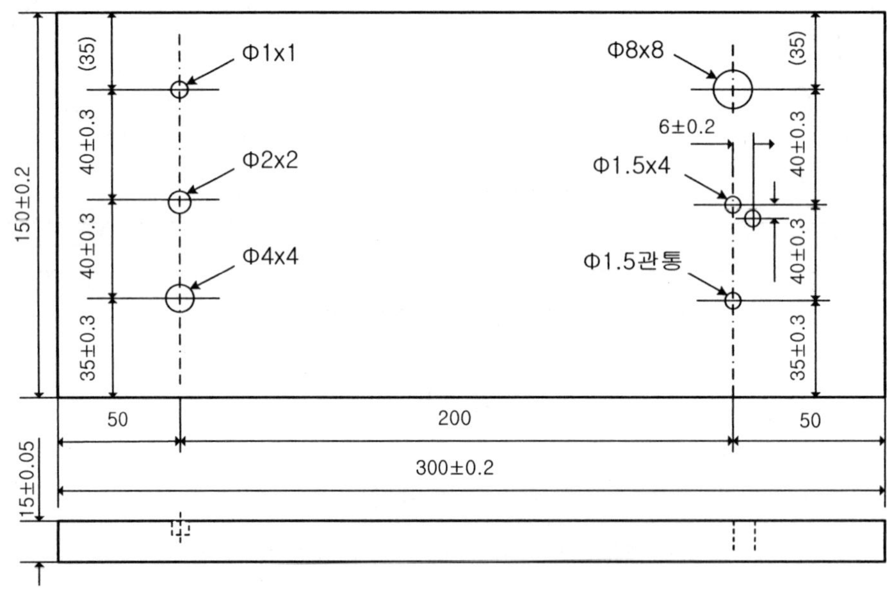

STB-A2 표준시험편

1) 표준시험편 A2의 구조

- A2의 치수는 세로길이 150mm, 가로길이 200mm이고 7개의 구멍이 있다.
- 7개의 홀은 중에서 한 개만 관통되어 있고 나머지 여섯 홀은 절반만 뚤어져 있다.
- 홀 직경은 작은 것부터 큰 순서로 구성되어 있다.

2) 용 도

여러 개의 구멍에 따라 탐상기에 나타나는 반사파의 크기를 기준으로 실제 시험체 검사시 나타나는 반사파의 크기를 비교하여 불연속부의 크기를 가늠하기 위해 사용된다. 검사에 사용하는 탐촉자의 분해능 성능을 알기 위해서는 두 홀이 인접해 있는 Φ1.5×4를 이용한다. 탐촉자의 분해능은 좋을수록 인접한 불연속부의 구분이 가능하기 때문에 이를 구분할 수 있는지 검사하기 위한 목적으로 이용할 수 있다.

(3) STB-A3 표준시험편

초음파탐상용 STB-A3 표준시험편이다. A3는 A1와 A2와 마찬가지로 펄스 반사식 초음파탐상에서 교정 목적으로 사용되는 시험편이다. 용접부의 수직과 사각탐상시 교정에 주로 사용되며 A1에 비해 소형으로 제작되어 가볍고 이동성이 좋아 휴대하면서 손쉽게 사용하는 용도로 사용된다.

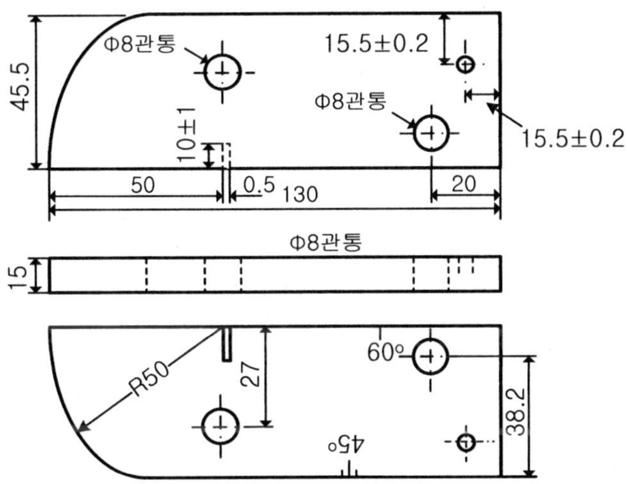

STB-A3 표준시험편

1) 표준시험편 A3의 구조

- 재질은 A2와 동일하게 열처리된 SWS 50의 연강판으로 제작된다.
  - 치수의 오차는 ±0.1mm이고 표면 거칠기는 12S이다.
  - 3개의 홀이 있으며 2개는 관통이고 하나는 비관통이다.

- 가로길이는 130mm이고 세로길이는 45.5mm, 두께는 15mm이다.
- 반호의 반경은 50mm이다.
- 측정 가능한 굴절각은 A1 시험편보다 작다.
- 일반적으로 사용되는 사각탐촉자 교정에는 문제가 없다.

2) 용 도

- A1 시험편의 축소판으로 동일한 목적으로 사용된다.
- 휴대성을 높이기 위해 크기가 작아 교정시 미세한 거리조정이 필요하다.

3. 대비시험편의 종류

대비시험편은 Reference Block이라 한다. 탐상하고자 하는 시험체와 동일한 재질로 제작한다. 인공적으로 크랙(불연속부)이 만들어져 있다. 실제 탐상화면에 표시되는 파형크기를 비교하는 데 사용된다. 외국에서는 표준시험편과 대비시험편을 구분하지 않고 교정시험편(calibration block)이란 명칭으로 사용한다.

대비시험편의 종류와 규격

시험편의 종류	규 격	사용목적
RB-RA	40×80×210	• 원거리 분해능 시편(시험편)
RB-RA1	40×80×200	• 원거리 분해능 시편(시험편)
RB-RA2	40×80×100	• 원거리 분해능 시편(시험편)
RB-RC1	15×40×175	• 수직탐상의 근거리 분해능 측정
RB-RC2	30×40×125	• 수직탐상의 근거리 분해능 측정
RB-RD	135-R83	• 사각탐상의 원거리 분해능 측정
RB-RE	40×320(3×step)	• 분할형 수직탐촉자용(거리 진폭 특성)
RB-TR6	250×230	• 사각탐촉자의 측정위치
RB-TR47	350×150	• 편저구멍 대비시편
RB-FBH	70×170×330	• 2진동자 수직탐촉자의 성능 측정용
RB-SDH	30×60×410	• 측면구멍대비시편(사각탐촉자 성능 측정용)
RB-IDH	40×60×120	• 경사구멍대비시편(사각탐촉자 진동자 유효치수 측정용)
RB-PW	170×45×15	• 사각탐촉자, 탐상기 종합 성능측정
RB-T	20×80×T step	• 초음파두께 계기에 사용되는 대비시험편
RB-4 RB-A5	25, 50, 100, 150, 200, 250	• 탐상장비 감도 조정 • 탠덤 주사 및 두 갈래 주사 감도 조정

4.2 Epoch 4 장비 교정

1. 표준(대비)시험편을 이용한 수직교정

(1) 교정준비

교정에 사용한 장비는 올림푸스사 Epoch 4와 Epoch XT 장비이다. Epoch 4는 구형 장비이고 Epoch XT 신형장비이다. Epoch 4와 Epoch XT는 사용방법이 동일하나 기능 버튼의 차이로 설정방법에 약간의 차이가 있다. 여기에는 Epoch 4 장비를 기준으로 설명하고 상이한 부분은 ( )에 설명하거나 별도로 언급하여 설명하도록 하겠다.

1) 준비물

- 수직탐촉자
- 5 Step Steel Test Block(대비시험편) : 단위는 인치(inch, ")이다.
- 5 Step Steel Test Block 없으면 A3, A1 표준시험편을 사용해도 된다(교정에는 정확한 두께 두 군데가 필요하다).
- A3 블록의 경우 높이 : 45.5mm, 폭 : 15mm이다.

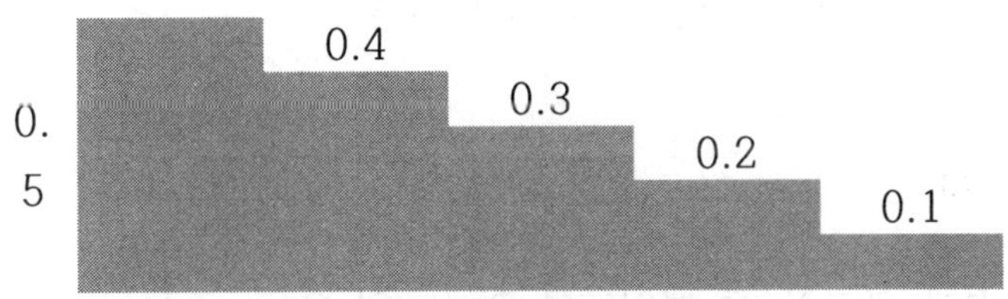

5 Step Steel Test Block 대비시험편

* 치수는 낮은 단부터 0.10" 0.20" 0.30" 0.40" 그리고 0.50"이다.

2) 장비 기본설정

- ANGLE : 0°
- VEL(Velocity) : 5900ms
- Zero offset : 0μs

- UNIT(단위) : mm FULL SCALE로 설정
  * 대비시험편은 인치, 표준시험편은 밀리로 표시된다.
  * 사용하는 시험편의 종류에 맞게 단위를 선택한다.
- 단위설정법
  - Epoch 4
    - [OPTION]을 누른다.
    - 상하좌우 키를 이용하여 SETUP - UNIT을 선택한다.
    - mm FULL SCALE을 선택한다.
    - [OPTION]을 누른다. 탐상화면으로 복귀된다.
  - Epoch XT
    - [MEAS SETUP]을 누른다.
    - [ENTER]를 누른다(두 번 누르면 Unit 항목으로 이동된다).
    - Function 키값에 in, mm, μs가 나타나는지 확인한다.
    - [F2]를 눌러 mm를 선택한다.
    - [MEAS/RESET]을 누른다. 탐상화면으로 복귀된다.
- 대비시험편은 치수단위가 인치(inch)이고 표준시험편은 치수단위가 mm이다. 치수단위는 비례관계이기 때문에 사용하는 시편종류에 따라 설정하면 된다.
- 거리교정에는 두 군데의 치수입력을 요구한다. 대비시험편에서 다섯 계단 가운데 적절히 두 군데를 선택하면 된다.

(2) 교정순서

1) 탐상화면에 파형이 잘 보이도록 Range와 Gain 조절

- 레인지(Range)는 사용할 시험편의 두께보다 더 크게 잡으면 된다.
- 5 Step Steel Test Block 사용하는 경우는 10inch로 설정하면 적절하다.
- A3 시험편을 사용하는 경우는 50mm로 설정하면 적절하다.
- [RANGE] 설정 시 Fn 키에 미리 설정된 값을 선택하면 빠르게 설정할 수 있다.
- 시험편 첫 번째 위치에 탐촉자를 위치시킨다.
  - 다음 그림과 같은 파형이 나타난다.
  - 수직탐상에서 파형감지 방법은 엣지로 설정하면 된다.

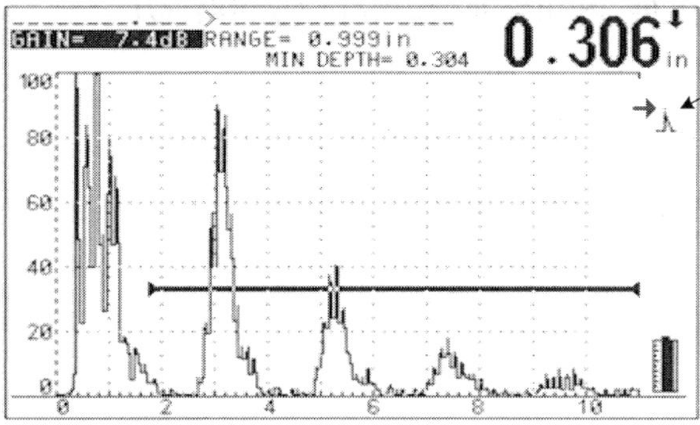

▼ 참고

탐상화면에서 왼쪽 첫 번째 파형은 시험체 표면에서 발생하는 표면 반사파이다.
두 번째 파형은 저면에 의한 반사된 제1저면 반사파
세 번째 파형은 제1저면 반사파가 다시 왕복한 제2저면 반사파
이다. 그 이후 계속 반복되는 저면 반사파를 보여준다.

2) 첫 번째 두께 수치 입력하기

- 파형위로 Gate 라인(기준라인)을 위치시킨다.
- Gate 라인이 파형위에 위치하면 표면(0mm)에서 위치한 파형까지 거리가 화면에 표시된다.
- 거리가 표시되지 않으면 두께 수치를 입력하기 위한 절차를 수행할 수 없다.

주의 : 첫 번째 수치가 입력한 후에 입력한 수치가 화면에 그대로 표시되지 않는다.
교정절차가 완료된 후에 거리값이 제대로 표시된다.

- 첫 번째 반사파형 위에 GATE 라인을 위치시킨다.
- [GATE 1]을 누른다.
- GATE 라인이 나타나면 상하좌우 키를 이용하여 첫 번째 반사파로 이동시킨다.
  * Gate는 시작위치, Gate 폭, Gate level(위 아래)을 적절히 조절해야 한다.
  * GATE 라인의 폭은 측정하고자 하는 파형의 폭보다 조금 크게 잡으면 된다.
- GATE 라인의 level을 측정할 파형높이 80%에 맞춘다(상하 키패드 이용).
- 측정화면 상단 우측에 측정된 거리가 나타난다.
  - 측정거리 : 표면(0mm)부터 GATE 라인이 위치한 파형까지 거리

[Epoch 4일 때 거리(두께) 입력하기(첫번째 값)]

- [CALIBRATION]을 누른다.
- 화면에 CAL이 표시되는지 확인한다.
  - [ZERO OFFSET]을 누른다.
    - * 다음과 같이 두께를 입력하는 화면이 나타난다.
    - * 두께를 입력한다(탐촉자가 위치한 두께이다).

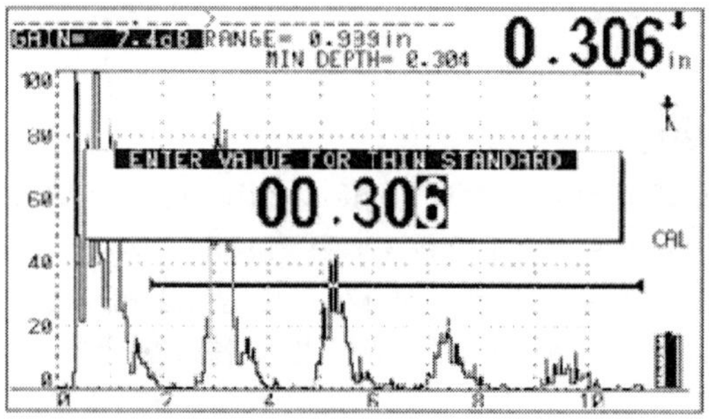

첫 번째 두께(거리)입력

  - [CALIBRATION]을 다시 누른다.
- 첫 번째 입력이 완료되었다.

[Epoch XT일 때 반사파 거리(두께) 입력하기(첫 번째 값)]

- [CAL]을 누른다.
  - 화면에 CAL로 표시된다.
- [ZERO OFFSET]을 누른다.
  - 두께를 입력하는 화면이 나타난다.
  - 두께를 입력한다(탐촉자가 위치한 두께이다).
- [F1]=Continue를 누른다.
  - 첫 번째 값 입력이 완료되었다.

3) 두 번째 두께 수치를 입력하기

- 탐촉자를 시험편의 두 번째 두께에 위치시킨다.
  - 교정에는 두 군데의 두께 수치가 필요하기 때문에 첫 번째 입력에 사용한

두께와 다른 두께를 사용하면 된다.

- 탐상화면에 반사파가 보이면 GATE 라인을 위치시킨다.
  - 반사파가 보이지 않으면 [GAIN]와 [RANGE]를 적절히 조절한다.

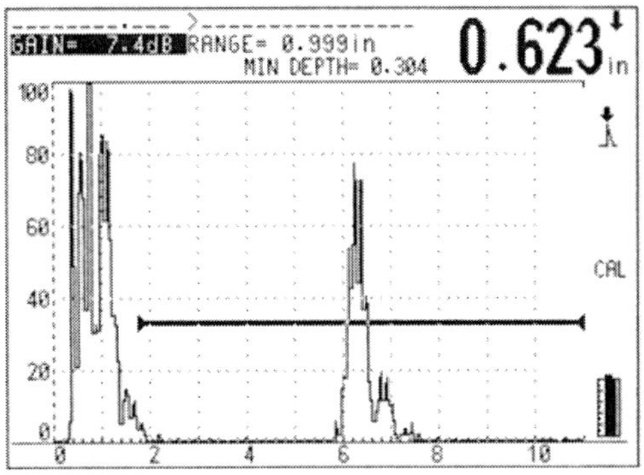

GATE 1 라인 위치

[Epoch 4일 때 거리(두께) 입력(두 번째 값)]

- 화면에 CAL이 계속 표시되어 있는지 확인한다.

> **주의** : [CALIBRATION] 다시 누르지 않도록 한다.

- [ZERO OFFSET]을 누른다.
  - 다음과 같이 두께를 입력하는 화면이 다시 나타난다.

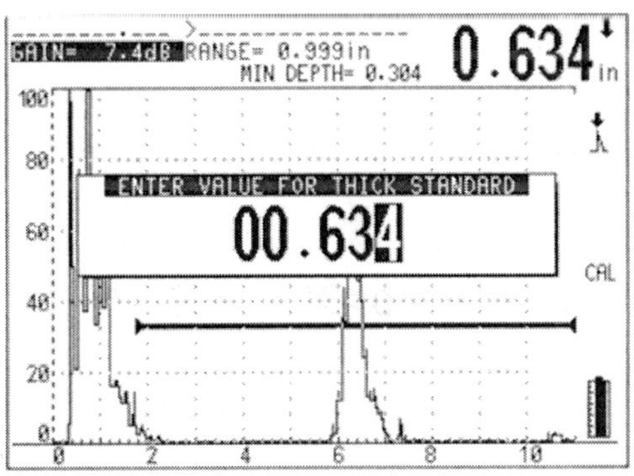

두 번째 거리입력

- 주어진 두께를 입력한다(탐촉자가 위치한 두께이다).

- [ENTER]를 누른다.
  - 수직교정이 완료되었다.
  - 이제 정확한 거리가 탐상화면에 표시되어야 한다.

[Epoch XT일 때 반사파 거리(두께) 입력(두 번째 값)]

- [CAL]을 누른다.
  - 화면에 CAL로 표시된다.
  - [ZERO OFFSET]을 누른다.
    - * 다음과 같이 두께를 입력하는 화면이 나타난다.

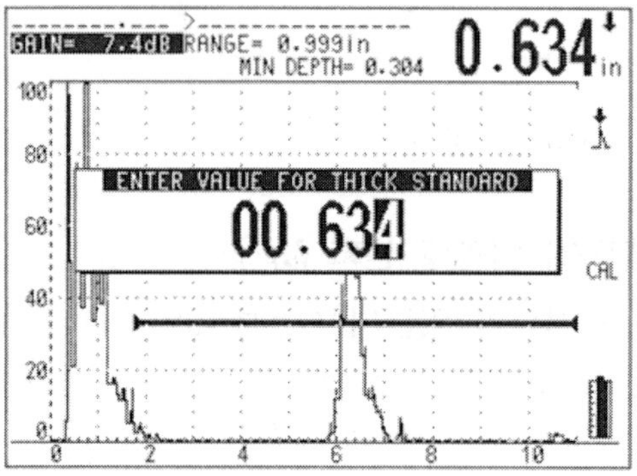

두 번째 거리입력

- * 두께 수치를 입력한다(탐촉자가 위치한 두께이다).
- [F2]=Calculate를 누른다.
  - 수직교정이 완료되었다.
  - 이제 정확한 거리가 탐상화면에 표시되어야 한다.

2. 표준시험편 STB-A3를 이용한 수직교정

표준시험편 STB-A3를 이용한 수직교정 순서를 설명한다.

(1) 교정준비

1) 준비물

- 수직탐촉자
- STB-A3(표준시험편)

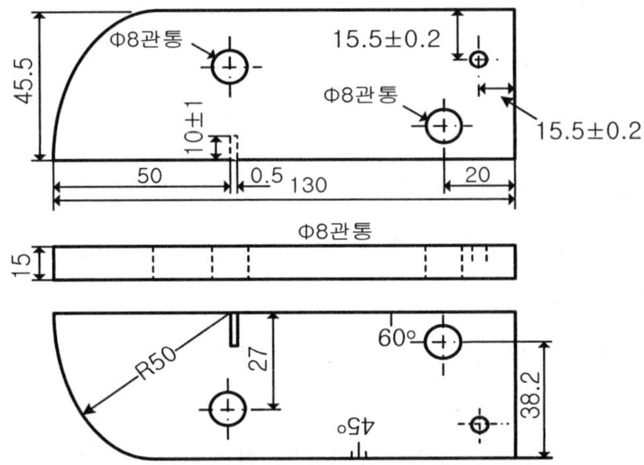

STB-A3 표준시험편 치수[단위 : mm]

2) 장비 기본설정

- ANGLE : 90°
- VEL(Velocity) : 5900ms
- ZERO OFFSET : 0
  - * UNIT(단위)은 mm인지 확인한다.
- 단위설정법
  - * Epoch 4 : [OPTION]을 누른다. SETUP - UNIT을 선택, mm로 설정한다.
  - * Epoch XT : [MEAS SETUP]을 누른다. UNIT을 선택, mm로 설정한다.
- Gain : 반사파형이 화면에 절반정도로 보이도록 선택한다(30dB).
- Range : 사용하는 시편 두께보다 크게 설정한다(50mm, Fn키 사용).

(2) 교정순서

- 표준시험편의 폭을 이용하고 시험편을 눕히고 탐촉자를 위치시킨다.

- 탐상화면에 반사파형이 나타나는지 확인한다.
- 파형이 보이지 않으면 Range와 Gain이 적당한지 확인한다.
- 두께 수치를 입력하고 교정끝내기
  - 반사파형 위에 기준 라인(GATE 1 라인)을 위치시킨다.
  - [GATE 1]을 누른다.
  - GATE 라인이 나타나면 상하좌우 키패드를 이용하여 첫 번째 반사파로 이동시킨다.
  - 기준 라인의 WIDTH(폭)과 level(높이)을 조정한다(상하좌우 키패드 이용).

[첫 번째 거리 입력하기]

- Epoch 4에서 입력(첫 번째 거리값 : 높이 = 15mm)
  - [CALIBRATION]을 누른다.
  - 화면에 CAL이 표시되는지 확인한다.
  - [ZERO OFFSET]을 누른다.
  - 아래와 같이 두께를 입력하는 화면이 나타난다.
    * 0을 입력하여 기존의 값을 지운 후에 15가 표시되도록 입력한다.
  - [CALIBRATION]을 눌러 첫 번째 값 입력을 완료한다.
- Epoch XT에서 입력(첫 번째 거리값 : 높이 = 15mm)
  - [CAL]을 누른다.
  - 화면에 CAL이 표시되는지 확인한다.
  - [ZERO OFFSET]을 누른다.
  - 두께를 입력하는 화면이 나타난다.
    * 입력화면이 나타나지 않으면 GATE 라인이 위치하지 않은 경우이다.
  - 두께를 입력한다(두께는 15이다).
  - [F1] = Continue를 누른다. 첫 번째 값 입력을 완료한다.
  - 표준시험편을 세우고 탐촉자를 위치시킨다.
    * 파형이 보이지 않으면 Range와 Gain이 적당한지 확인한다.
  - 첫 번째 반사파형에 GATE 1 라인을 위치시킨다.

[두 번째 거리 입력하기]

- Epoch 4에서 입력하기(두 번째 값 : 높이 = 45.5mm)

– [ZERO OFFSET]을 누른다.
– 값을 입력하는 화면에 45.5가 나타나도록 입력한다.
– [ENTER]를 누른다. : 교정완료되었다.

• Epoch XT에서 입력하기(두 번째 값 : 높이 = 45.5mm)
– [CAL]을 누른다. : 화면에 CAL 표시를 확인한다.
– [ZERO OFFSET]을 누른다.
– 값을 입력하는 화면에 45.5 입력한다.
– [F2]=Calculate을 누른다. : 교정완료되었다.

(3) Epoch 4와 Epoch XT에서 수직교정의 요약

1) Epoch 4에서 수직교정

① 사용하는 시험편 치수
• A1 표준시편 : 두께 = 25mm, 높이 = 100mm
• A3 표준시편 : 두께 = 15mm, 높이 = 45.5mm

② 교정순서
• ANGLE : 0
• VEL(음속) : 5900
• RANGE(거리) : 사용하는 시편 높이보다 크게 잡는다.
• GAIN : 30dB, 파형이 적당하게 보이도록 조절한다.
• 파형검출은 엣지로 설정한다.
– 시험편을 눕히고 폭에 탐촉자를 위치시킨다.
– 파형이 나타나는지 확인한다. 파형이 보이지 않으면 Range, Gain을 확인한다.

㉠ GATE 1 누른다. GATE 1 라인을 파형위로 이동시킨다.

㉡ CALIBRATION 누른다. 화면에 CAL 표시를 확인한다.

㉢ ZERO OFFSET 누른다. 입력화면에 두께 값을 입력한다.

㉣ CALIBRATION 눌러 첫 번째 값 입력을 마친다.
* 화면에 CAL 계속 표시되어 있어야 한다.
* 시험편을 세우고 높이에 탐촉자를 위치시킨다. 파형이 나타나는지 확인한다.

ⓜ **GATE 1** 누른다. GATE 1 라인을 파형위로 이동시킨다.

ⓑ **VEL** 누른다. 입력화면에 두께 값을 입력한다.

ⓢ **ENTER** 누른다. 완료한다.

③ 교정완료

2) Epoch XT에서 수직교정

① 사용하는 시험편 치수

- A1 표준시편 : 두께 = 25mm, 높이 = 100mm
- A3 표준시편 : 두께 = 15mm, 높이 = 45.5mm

② 교정순서

- ANGLE : 0
- VEL(음속) : 5900
- RANGE(거리) : 사용하는 시편 높이보다 크게 잡는다.
- GAIN : 30dB, 파형이 적당하게 보이도록 조절한다.
  - 파형검출은 엣지로 설정한다.
  - 시험편을 눕히고 폭에 탐촉자를 위치시킨다. 파형이 나타나는지 확인한다.

ⓐ **GATE 1** 누른다. GATE 1 라인을 파형위로 이동시킨다.

ⓛ **CALIBRATION** 누른다. 화면에 CAL 표시를 확인한다.

ⓒ **ZERO OFFSET** 누른다. 입력화면에 두께 값을 입력한다.

ⓡ **F1** 눌러 첫 번째 값 입력을 마친다.

* 시험편을 세우고 높이에 탐촉자를 위치시킨다. 파형이 나타나는지 확인한다.

ⓜ **GATE 1** 누른다. GATE 1 라인을 파형위로 이동시킨다.

* 화면에 CAL 표시를 확인한다.

ⓑ **VEL** 누른다. 입력화면에 높이 값을 입력한다.

ⓢ **F2** 누른다.

③ 교정완료

3. 사각교정

(1) 사각탐상에서 교정원리

사각탐상 교정은 수직교정보다 복잡하다. 수직교정에서는 단순히 거리가 정확하게 표시되도록 교정하면 된다. 하지만 사각교정에서는 탐촉자에서 초음파 빔이 나오는 입사점과 탐촉자가 가지는 정확한 입사각을 먼저 찾아야 한다. 그리고 거리교정을 해야 한다. 여기서 말하는 입사각과 굴절각은 같은 의미를 갖는다.

표준시험편을 이용하여 입사점과 입사각 그리고 거리교정을 한다.

[사각 교정순서]

- 입사점 찾기 : 탐촉자에서 초음파 빔이 나오는 정확한 위치
- 입사각 찾기 : 탐촉자에서 초음파 빔이 가지는 각도
- 거리 교정하기 : 수직교정과 동일하다.

사각탐상 교정을 위해 필요한 입사점, 입사각 그리고 거리교정에 대해 하나씩 살펴본다.

참고 입사점

초음파 빔은 사각탐촉자 아래쪽 전체에서 나오는 것이 아니다. 특정한 위치에서 초음파 빔이 나오게 된다. 그 위치를 입사점이라고 한다.

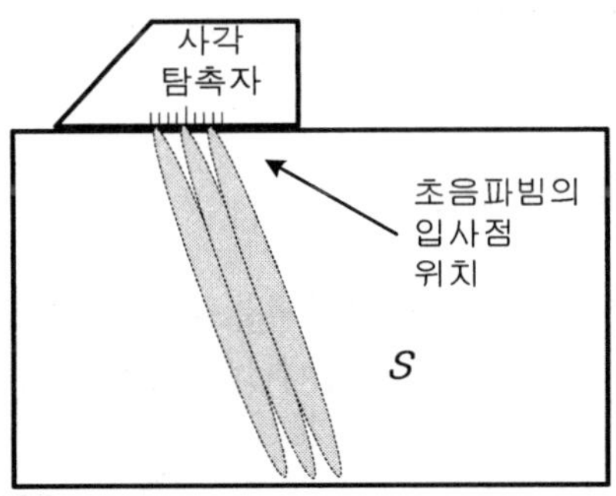

제작사에서 탐촉자를 제작할 때 입사점을 옴폭하게 파여진 형태로 마킹하고 있다. 하지만 약간의 오차를 가지고 있을 수 있다. 따라서 오차 여부를 반드시 확인하고 정확한 입사점을 다시 표시하여야 한다.

1) 입사점 찾는 방법

입사점은 표준시편에 있는 반호를 이용하여 찾을 수 있다.

반호의 중심에 다음 그림과 같이 탐촉자를 위치시킨다. 반호의 중심에서 초음파를 입사시키면 반호의 끝(저면)에서 그대로 반사되어 돌아오게 된다. 중심에서 벗어나게 되면 벗어나는 정도만큼 입사한 방향으로 돌아오는 반사파는 줄어들게 된다. 이는 초음파가 나오는 입사점이 반호의 중심에 일치될 때 돌아오는 반사파가 가장 강하기 때문이다.

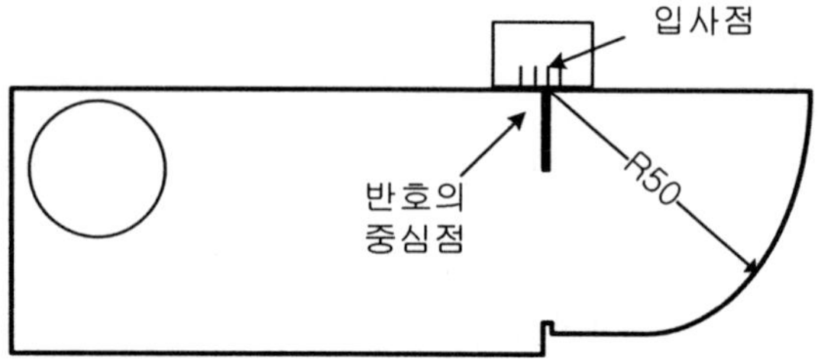

반호의 중심에 탐촉자를 앞뒤로 움직여 보면 특정 위치에서 반사파가 최고점이 되는데 이 위치가 실제 입사점이 된다. 반호의 중심선과 탐촉자에 있는 눈금과 일치하는 부분을 입사점으로 표시해 두면 된다.

- 입사점이 반호의 중심과 일치하게 되면 그대로 반사되어 돌아오게 된다.
- 입사점이 반호의 중심에서 앞뒤로 조금만 벗어나도 반사파는 약해진다.

입사점은 한번만 확인하여 표시해 두면 변하지 않는다.

2) 입사각(굴절각) 찾는 방법

입사점을 찾았으면 입사점을 이용하여 입사각을 알아낼 수 있다. 표준시험편의 옆면을 보면 다음 그림과 같이 각이 표시되어 있다.

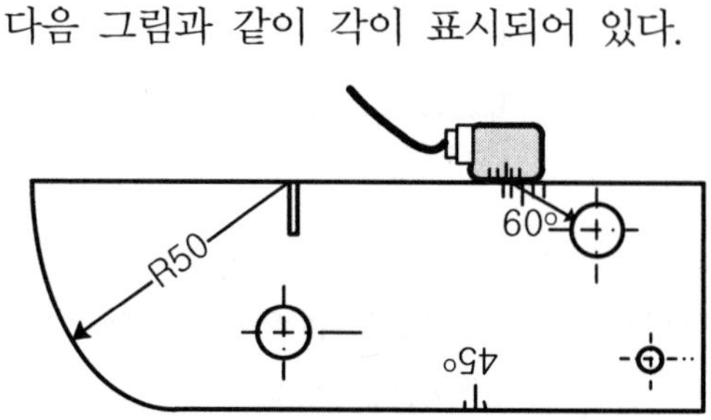

그리고 각의 진행방향으로 원이 존재한다. 표시된 각의 위치에서 그 각으로 선을 그으면 원의 중심으로 향하게 된다.

따라서 표시된 각에서 해당 각으로 초음파를 입사시키면 원의 중심으로 향하게 된다. 원의 중심으로 진행되던 초음파는 원의 표면에서 그대로 반사하여 되돌아가게 된다. 만일 표시된 각보다 크거나 작은 각으로 입사되면 원의 중심을 향하지 못하고 빗나가게 진행되기 때문에 빗나가는 정도가 클수록 진행방향으로 반사되지 못하고 점점 다른 방향으로 반사되게 된다.

만일 원의 중심에서 완전히 벗어나면 진행된 초음파는 원의 표면에서 입사한 방향이 아니라 완전히 다른 방향으로 반사된다.

결론적으로 시험편에 표시된 각에서는 그 각으로 입사시킬 때 그대로 되돌아오는 반사파의 세기는 가장 강하게 된다. 이런 원리를 이용하여 정확한 각을 모르는 탐촉자는 탐촉자에 명시된 각 위에 위치시키고 앞뒤로 약간씩 움직여 보면 반사파가 가장 강해지는 최고점을 찾을 수가 있다. 이 위치에 표시되는 각이 탐촉자의 정확한 각이 되는 것이다.

탐촉자를 제작할 때 아주 정밀하게 제작되기 때문에 탐촉자에 명시된 각보다 큰 오차가 발생하지는 않는다. 대부분 비슷하거나 아주 적은 오차를 가지게 된다.

따라서 45° 탐촉자는 45° 눈금 위에, 60° 탐촉자는 60° 눈금 위에 탐촉자를 위치한 후에, 앞뒤로 조금씩 움직이면 탐촉자의 실제 각이 시험편에 표시된 각에 일치될 때 반사파의 세기가 가장 강해지기 때문에 그 위치에서 멈추고, 탐촉자의 입사점에 해당되는 표준시험편의 각도 눈금을 읽으면 그 각이 탐촉자의 정확한 각이 되는 것이다.

다음 그림을 보면서 특정각을 가진 탐촉자의 입사점이 움직이는 위치에 따라 수신되는 반사파 세기가 달라지는 현상을 다시 한번 살펴본다.

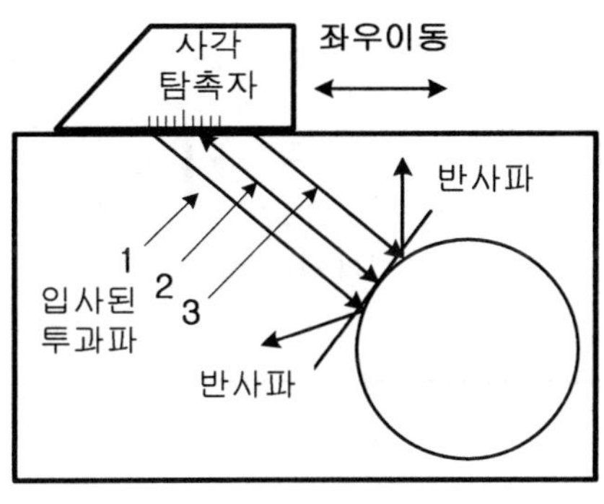

탐촉자를 위치하고 좌우로 이동시키면 탐촉자의 입사점이 1번, 2번, 3번 위치로 움직이게 되는데, 입사점이 1번 위치에 있을 때는 초음파 빔은 아래쪽으로 반사되고 되돌아오는 반사파는 거의 없다.

2번 위치로 갈수록 되돌아오는 반사파 세기가 점점 강해지다가 2번 위치에 오게 될 때 최고점이 된다.

3번 위치로 갈수록 되돌아오는 반사파 세기는 점점 약해지다가 3번 위치로 가버리면 1번 위치와 마찬가지로 반사파는 입사방향으로 오지 않고 다른 각도의 위쪽으로 반사된다.

이때는 탐촉자로 되돌아와 수신되는 반사파는 거의 없게 된다. 이러한 특성을 이용하여 탐촉자의 입사각을 찾을 수 있다.

입사점은 탐촉자의 제작시 결정되는 요소로 사용 중에 외부 영향에 의해 바뀌지 않고 입사각도 동일하게 변하지 않는다. 따라서 사각교정시 동일한 탐촉자를 사용하는 경우에는 거리교정만 하여도 무방하다.

3) 사각에서 거리 교정방법

이제 탐상기 화면에 반사파가 정확한 거리로 표시되도록 거리교정을 하자. 기본 과정은 수직탐상에서 교정하는 방법과 동일하다. 다만 거리수치를 입력할 때 두 군데의 두께를 입력할 때 사각교정에서는 입사점을 반호의 중심에 위치한 상태에서 첫 번째 반사파를 첫 번째 값으로, 두 번째 반사파는 두 번째 값으로 이용하여 입력함으로 교정하는 차이만 있다.

입사점을 알고 있기 때문에 입사점을 시험편의 반호 중심에 위치하면 원호의 중심에서 원호의 끝까지 거리는 원호의 반지름에 해당된다. 이 반지름 길이를 이용하여 거리를 탐상화면에 표시한 후에 교정하면 된다.

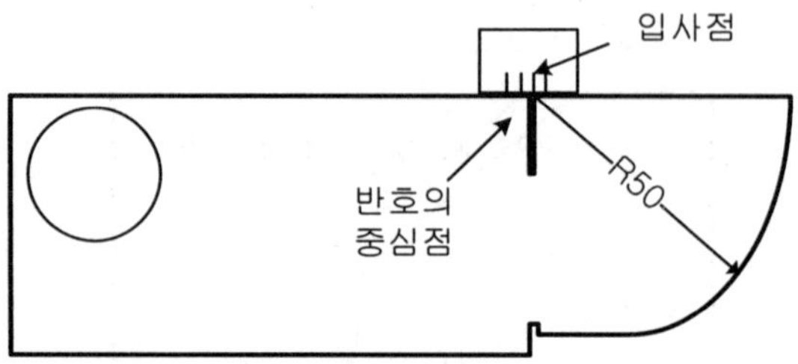

(2) 사각탐상(사각탐촉자) 교정절차

[교정준비]

- STB-A1, A3 표준시편을 준비한다.
- ANGLE : 사용하는 사각탐촉자 각
- VEL : 3240
- Range : 반호 거리보다 크게 설정한다. 2배 이상 권장한다.
  - 반호의 거리(반지름) : A1 = 100mm, A3 = 50mm 이다.
- GAIN : 제1저면 반사파가 화면에 적당히 보이도록 조절한다.

1) 입사점 찾기

다음 그림과 같이 표준시편을 세로로 세우고 반호의 중심점에 탐촉자의 입사점을 일치시킨다.

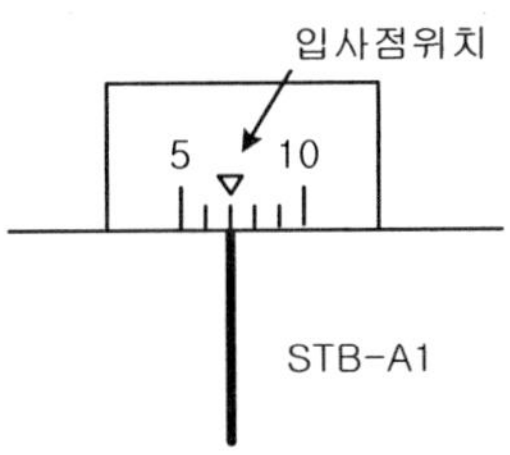

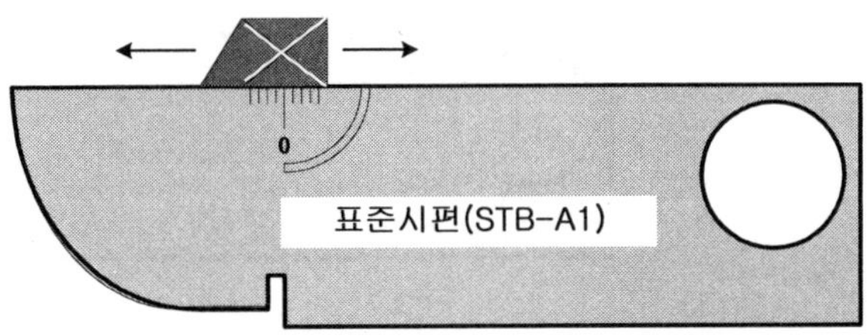

탐촉자를 조금씩 좌우로 이동시켜본다. 이동되는 위치에 따라 측정화면에 반사파의 크기가 높아지거나 낮아진다. 이때 최대로 표시되는 위치를 찾는다.

- [PEAK MEM]을 누르면 사용하면 반사파형이 중첩되기 때문에 최대치 위치를 쉽게 찾을 수 있다.
- [PEAK MEM]을 다시 누르면 기능이 해지된다.

> **주의** : 탐촉자를 누르는 압력을 일정하게 해야 한다. 누르는 압력이 달라지면 반사파형의 크기가 달라지기 때문에 주의한다.

반사파가 최대로 표시되는 위치에 탐촉자를 멈추고 반호의 중심에 일치하는 위치를 탐촉자의 눈금에 입사점으로 표시한다.

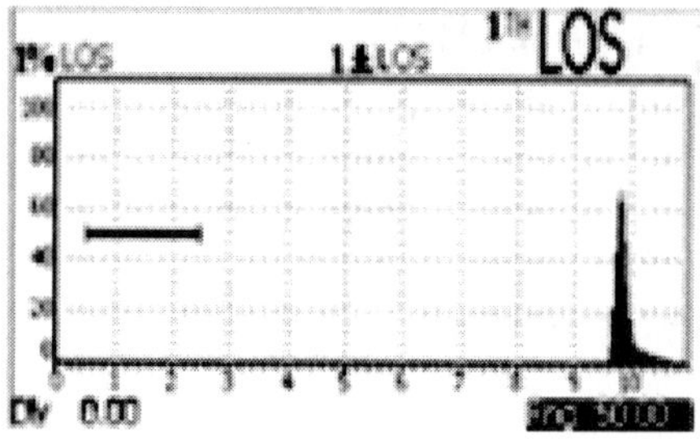

2) 입사각 찾기

- Range : 입사점에서 원의 표면까지 거리보다 크게 설정한다.
- GAIN : 제1저면 반사파가 화면에 적당히 보이도록 조절한다.

표준시편을 다음 그림과 같이 세우고 탐촉자가 가지는 각과 같은 각이 표시된 눈금에 위치시킨다.

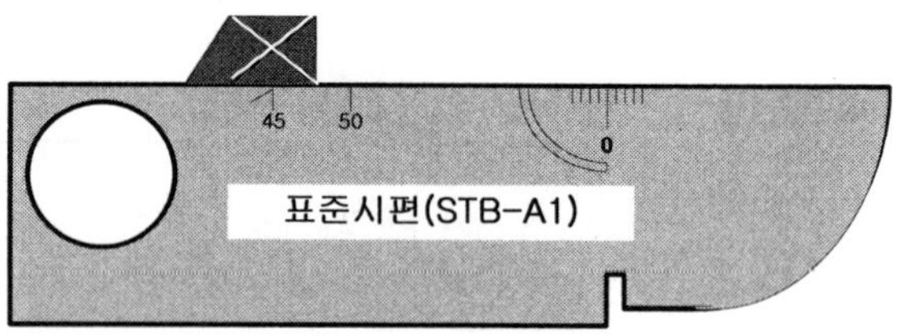

- 일정한 압력으로 탐촉자를 좌우로 서서히 이동시킨다.
- 탐상화면에 표시되는 반사파의 크기가 최고점이 되는 위치를 찾는다.
- [PEAK MEM]을 이용하여 최고점을 찾는다.
- 반사파의 최고점을 찾으면 이동을 멈춘다.
- 앞에서 탐촉자에 표시한 입사점을 기준으로 표준시편에 매겨진 각의 눈금을 찾는다.
- 찾은 각이 탐촉자의 정확한 입사각(굴절각)이다.

3) 거리교정

- 교정준비
  - ANGLE : 찾은 탐촉자 각을 입력한다.

- VEL : 3240
- Range : 반호 거리보다 크게 설정한다.
- 측정하는 두께보다 2배 이상을 권장한다.
- GAIN : 제1저면 반사파가 화면에 적절히 보이도록 조절한다.

• 교정시작

- 사각탐촉자 입사점을 표준시편의 반호의 중심점에 위치시킨다.

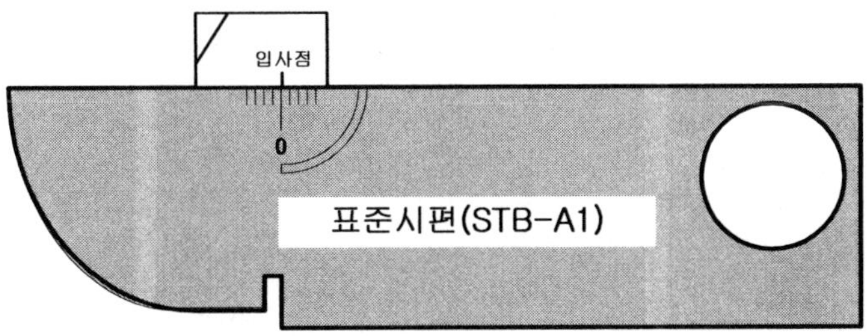

다음 그림의 탐상화면에서 첫 번째 파형은 시험체 표면에서 반사된 표면 반사파이다.

두 번째 파형이 반호의 경계면에서 반사된 반사이다. 첫 번째 반사파이기 때문에 제1반사파라 한다. 그리고 반호의 중심으로 돌아온 반사파가 다시 반사되어 돌아오는 현상이 반복된다. 이를 제2반사파 제3반사파라 하며 이들 반사파 전체를 에코파라 한다.

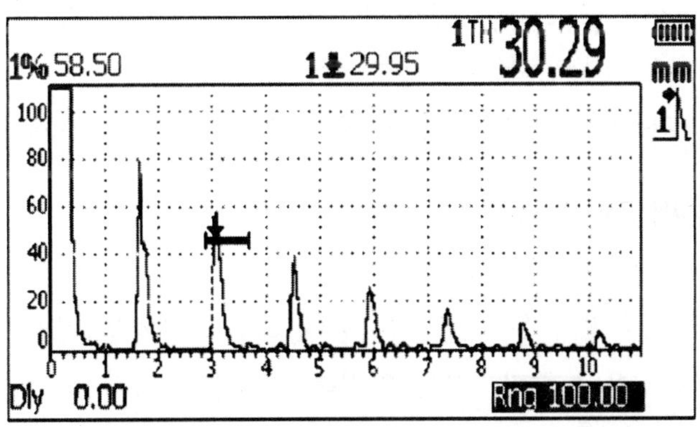

• STB-A3시편을 사용하는 경우 제1반사파 거리는 50mm, 두 번째 반사파인 제2반사파 거리는 100mm이고, 제3반사파 거리는 150mm 그리고 계속적으로 소멸되기 전까지 반복되는 에코파로 나타난다.

- STB-A1시편을 사용하는 경우 제1반사파 거리는 100mm, 두 번째 반사파인 제2반사파 거리는 200mm이고 제3반사파 거리는 300mm로 나타난다.

[첫 번째 거리수치를 입력]

- 첫 번째 반사파에 GATE 라인을 위치시킨다.
  - [GATE 1]을 누른다.
  - GATE 라인이 나타나면 좌우키를 이용하여 첫 번째 반사파로 이동시킨다.
    * 기준 라인의 길이(폭)가 짧으면 늘리도록 한다.
  - 기준 라인은 측정할 파형 80% 위치(높이)에 위치시킨다(상하키 이용).
- 반사파 거리(두께)를 입력한다(첫 번째 값).
- Epoch 4에서 거리 입력
  - [CALIBRATION]을 누른다. 화면에 CAL이 표시된다.
  - [ZERO]를 누른다.
  - GATE 라인이 첫 번째 반사파에 위치해 있으면 거리입력 창이 나타난다.
  - 50을 입력한다(STB-A3를 사용할 때).
  - [CALIBRATION]을 다시 누른다. 첫 번째 값 입력이 완료된다.
- Epoch XT에서 거리 입력
  - [CAL]을 누른다. 화면에 CAL 표시된다.
  - [ZERO]를 누른다.
  - GATE 라인이 첫 번째 반사파에 위치해 있으면 거리입력 창이 나타난다.
  - 50을 입력한다(STB-A3를 사용할 때).
  - [F1]=Continue를 누른다. 첫 번째 값 입력이 완료된다.

[두 번째 거리 입력]

- Epoch 4에서 거리 입력
  - 탐상화면의 두 번째 반사파에 GATE 라인을 위치시킨다.
  - [VEL]을 누른다. 값을 입력하는 화면이 나타난다.
  - 100이 표시되도록 입력한다.
  - [ENTER]를 눌러 입력 완료하면 교정이 끝난다.
- Epoch XT에서 거리 입력
  - 탐상화면의 두 번째 반사파에 GATE 라인을 위치시킨다.

– [CAL]을 누른다. 화면에 CAL이 표시된다.
– [VEL]을 누른다. 값을 입력하는 화면이 나타난다.
– 100을 입력한다.
– [F2]를 누른다. 두 번째 값 입력 완료되면서 교정이 끝난다.

4.3 위상배열 탐상기 교정

1. 탐촉자 종류와 교정

EPOCH™ 1000i에 사용되는 탐촉자와 교정방법에 대해 설명한다. 앞에서 일반탐상기 교정에서는 가장 기본적인 교정에 대해서만 언급을 하였으나 그 외 교정에는 여러 방법들이 있다. 교정을 하기 앞서 장비가 정상적인 작동을 하지 않거나 이상한 동작을 하는 경우에는 리셋하도록 한다.

(1) EPOCH 1000i 리셋하기

- Reset & Manage를 선택한다(5/5 〉 Files).
- [P3]을 누른다. → 공장도 초기화이다.

일반탐상기에서 기본교정 외에 다른 교정법을 알고 싶다면 탐상기 매뉴얼을 참고하기 바란다. 기본 교정법을 이해한다면 어렵지 않게 따라 할 수 있을 것이다.

위상배열 탐상기에 사용 가능한 탐촉자는 기존의 수직탐촉자와 사각탐촉자, 듀얼 엘리먼트 탐촉자 그리고 위상배열 탐촉자로 대부분의 기본 탐촉자를 그대로 사용할 수 있다.

(2) EPOCH™1000i 탐상기에 사용되는 탐촉자 종류

- 일반 수직탐촉자
- 일반 사각탐촉자

- 듀얼 엘리먼트 수직 및 사각탐촉자
- 위상배열 탐촉자

위상배열 탐상기는 일반(UT) 모드와 위상배열(PA) 모드가 있다.

- 일반(UT) 모드는 기존의 Epoch 4 또는 Epoch XT와 동일하게 일반 탐촉자를 이용하여 A-Scan 모드로 동작하는 모드를 말한다.
- 위상배열(PA) 모드는 위상배열 탐촉자를 사용하여 PA 모드로 동작하는 것을 말한다.

여기에서는 일반탐촉자를 사용하는 경우에 UT 모드에서 많이 사용되는 몇가지 교정에 대해서만 설명하고자 한다. 상세한 내용은 해당 장비의 매뉴얼을 참고하기 바란다. UT 모드 위상배열 탐상기에서 사용되는 교정종류는 다음과 같다.

- 일반탐촉자를 이용한 수직교정
- 딜레이 라인 탐촉자를 이용한 수직교정
- 듀얼 엘리먼트 탐촉자를 이용한 수직교정
- 에코파(Echo-to-Echo 모드)를 이용한 수직교정
- 사운드 패스 값을 이용한 사각교정
- 깊이를 이용한 사각교정
- 곡면 보정

(3) EPOCH™ 1000i 탐상기 교정시 기본 설정

- UT 모드에서 교정하기 위해 탐상기에 기본적으로 설정하는 내용은 다음과 같다.
  - * 특별한 언급이 없으면 일반탐촉자를 이용하여 교정하는 경우이다.
  - * 원하는 기능을 선택하기 위한 메뉴 순서는 ( ) 안에 표시하였다.
  - * UT 모드와 PT 모드에 따라 메뉴가 다르게 표시됨에 주의한다.
- Zero(OFFSET) : 0(1/5 〉 Basic)
  - Gain : 탐상화면에 적절히 표시되도록 조절
  - Thick(두께) : 사용시편 두께입력 (1/5 〉 Trig)
  - Delay : 0 (1/5 〉 Basic)
  - Reject(소거 레벨) : 0% (1/5 〉 Receiver)

- RANGE : [RANGE] 버튼, 적절한 거리입력 (1/5 〉 Basic)
- GATE : Gate1, Gate2 라인은 활성화되어야 보인다.
  * Gate 1 활성화 : [F1] - [p7]을 누른 후 On, Off를 선택한다(2/5 〉 Gate 1 〉 Status=).
  * Gate 2 활성화 : [F2] - [p7]을 누른 후 On, Off를 선택한다(2/5 〉 Gate 2 〉 Status=).

• Unit : mm을 선택한다(3/5 〉 Meas Setup).
  * 자동 측정값 리딩 기능을 사용하면 두께 / 사운드 패스 측정값은 자동으로 표시된다.

• 수직교정에서 거리교정할 때 입력하는 2개의 거리수치는 각각 다른 두 군데의 거리수치를 입력하는 방법 그리고 한 군데의 두께에서 제1반사파와 제2반사파 거리수치를 입력하는 두 가지 방법이 있다. 이를 Thickness 법과 Echo-to- Echo 법이라 한다.
  - Thickness 법 : 두 군데의 두께를 각각 입력하여 교정한다.
  - Echo-to-Echo 법 : 한 군데 두께에서 반사되는 제1반사파와 제2반사파의 거리를 입력하여 교정한다.

• 사각교정에서는 거리교정시 Sound Path를 이용하는 방법과 Depth를 이용하는 방법이 있다.
  - Sound Path 법 : 표준시편의 반호를 이용하여 교정한다.
  - 반호의 반경은 표준시편의 종류에 따라 다르다(STB-A1 반경 : 100mm, STB-A3 반경 : 50mm).

• Depth법 : 표준시편에 있는 작은 홀의 깊이를 이용하여 교정한다.

2. 일반탐촉자를 이용한 수직교정

(1) Thickness 법을 이용한 수직교정

1) 수직용 일반탐촉자 연결하기

• 상단에 있는 탐촉자 커넥터에서 T/R 표시된 단자에 연결한다.
  - Epoch 1000i는 T/R이 한 단자에만 표시되어 있다.
  - 펄스 반사법을 이용하는 송수신 겸용 탐촉자에 사용되는 단자이다.

• STB-A1 또는 STB-A3를 사용하여 교정하도록 한다.

2) 기본 설정

메인 메뉴에서 1/5를 선택한다.

- RANGE : 사용하는 두께보다 크게 설정한다.
- Angle : 0
- Velocity : 5900
- Zero : 0
- dB(Gain) : 반사파형이 화면에 적당하게 보이도록 확대한다(권장 80%).

3) 교정시작

표준시편을 세우고 상단표면에 탐촉자를 위치시킨다. 반사파가 보이지 않으면 [Range]와 [dB]를 다시 조정한다.

- [GATE]를 누른다.
  - [F1]=Gate 1을 선택한 후에 Gate 1 라인을 첫 번째 파형에 위치시킨다.
  - [P1]=Gate 1 start(시작위치)를 조정할 수 있다.
  - [P2]=Gate 1 level(높이, 높이는 80%를 권장한다)를 조정할 수 있다.
  - [P3]=Gate 1 width(폭)를 조정할 수 있다.
  - 상하좌우 키를 이용하여도 된다.

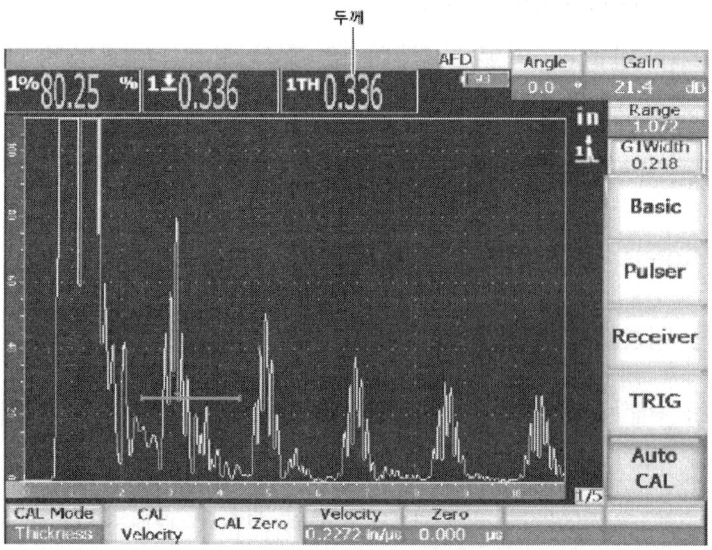

Gate 1 라인이 위치한 파형의 두께 값

- Gate 1 라인이 파형에 위치하면 두께 값이 A-Scan 위에 표시된다.
- CAL Mode = Thickness(1/5 〉 Auto CAL)를 선택한다.
- [P3] = CAL Zero(1/5 〉 Auto CAL)를 누른다.
  Enter Value for Zero Cal이라는 대화상자가 뜬다.

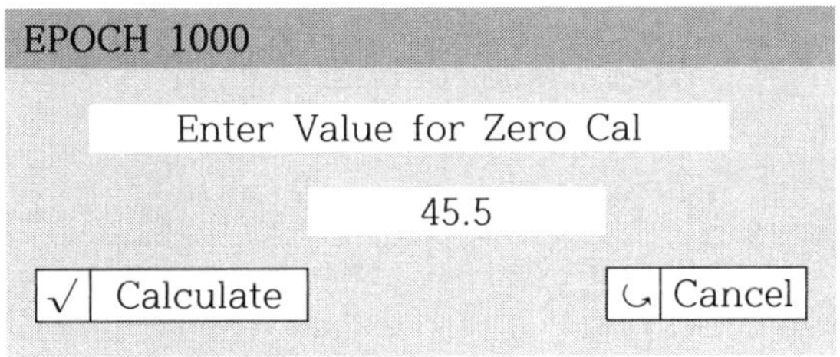

Enter Value for Zero Cal 대화상자

- 탐촉자가 위치한 두께(높이)를 입력한다.
  - STB-A3 시편은 45.5mm이다.
- 계속하기 위해(두 번째 값을 입력해야 한다) √ Calculate를 누른다.
  - 교정을 중간에 그만두고 싶을 때는 Cancel을 선택(반전)한 다음 [CHECK]를 누른다.
- 시편을 눕힌다.
  - 탐촉자를 위치시키고 파형이 보이도록 한다.
  - [Range], [dB]를 적절하게 조절한다.
  - 파형이 낮으면 [dB]를 눌러서 Gain을 증가시킨다.
- [GATE]를 누른 후에 Gate 1 라인을 파형위에 위치시킨다.

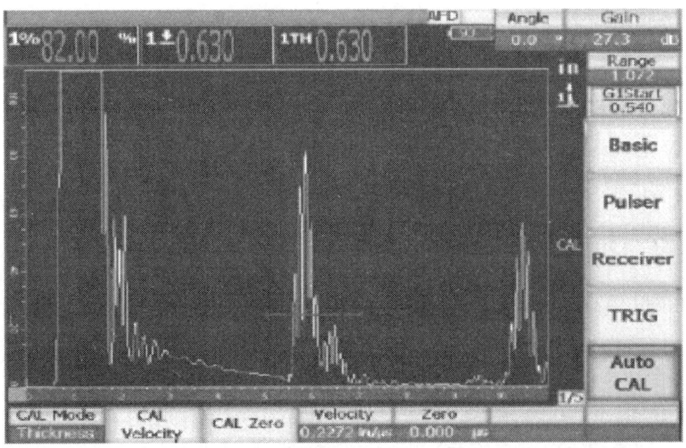

두 번째 Gate 교정신호

- [F5] = Auto CAL(1/5)을 누른다.
- [P2] = CAL Velocity(1/5 〉 Auto CAL)를 누른다.
- Enter Value for Velocity Cal 대화상자가 나타난다.

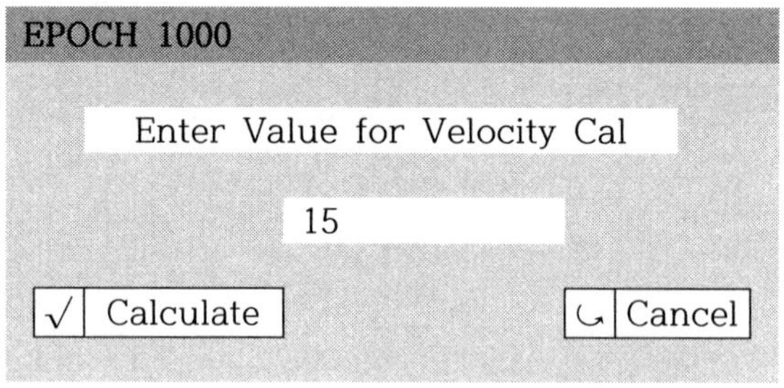

Enter Value for Velocity Cal 대화상자

- 탐촉자가 위치한 두께(폭)를 입력한다.
  - STB-A3 시편은 15mm이다.
- 교정을 완료하기 위해 Calculate를 누른다.

참고 알아두기

시험편 한 곳의 두께로 이용하여 자동 교정기능을 사용할 수도 있다. 이 방식은 두 군데의 두께를 입력하지 않고 한 군데에서 다중 저면 에코(multiple back-wall echoes)를 사용하여 교정하는 방법이다.
탐촉자를 시편 아무 곳이나 올려두고 다중 에코파가 나타나도록 한 다음, GATE 라인을 첫 번째 에코에 위치한 다음 첫 번째 거리를 입력하고, 두 번째 에코에 위치한 다음 두 번째 거리를 입력하여 교정한다.

(2) Delay Line 탐촉자에서 Thickness법을 이용한 교정

Delay Line 탐촉자를 이용한 교정방법이다. 앞에서 설명한 초기 설정방법을 그대로 실시한다. zero offset이 0.000μs일 때 여기 펄스(또는 초기 펄스)가 화면 왼쪽에 나타나야 한다.

- Zero(1/5 〉 Basic)를 선택한 다음 값을 올리면 여기펄스가 화면의 왼쪽으로 움직이기 시작한다. delay line tip의 끝에서 나오는 경계면의 에코가 화면에 나타날 때까지 값을 조절한다.
  - 접촉매질(커플란트)를 오른쪽 손가락 끝으로 delay line을 두들기면 에코가

delay line의 끝을 나타내고 있는지 확인할 수 있다. 신호가 약해지면서 에코가 화면에 위 아래로 움직인다.

- CAL Mode = Thickness(1/5 〉 Auto CAL)를 선택한다.
  - 탐촉자를 교정시험편 0.100인치에 위치시킨다.
- [GATE]를 누른 후에 GATE 라인 1을 파형위에 위치시킨다.
- [dB]를 누른다. 에코파형의 진폭이 약 80%가 되도록 Gain을 조정한다. 에코 파형은 GATE 라인을 넘어가지 않으면 수치가 나타나지 않는다. 두께 측정하는 A-Scan 위에 큰 텍스트로 수치가 나타난다.

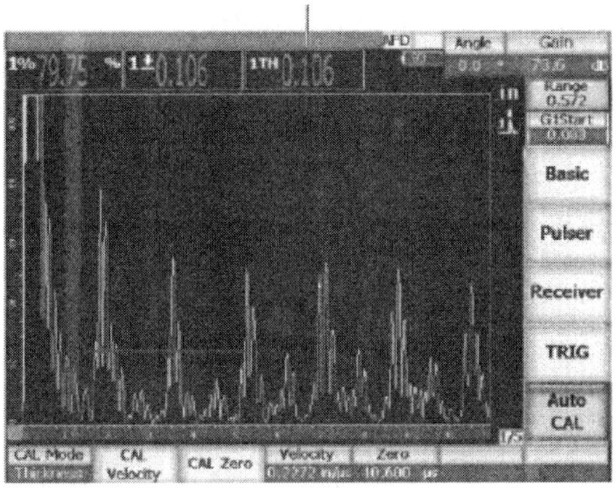

첫 번째 교정신호

- [P3] = CAL Zero(1/5 〉 Auto CAL)를 누른다.
  - Enter Value for Zero Cal이라는 대화상자가 나타난다.

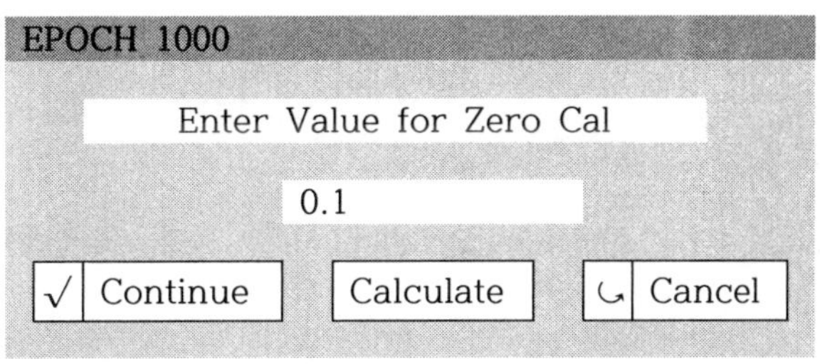

Enter Value for Zero Cal 대화상자

- 두께 수치를 입력한 다음 두 번째 수치를 입력하기 위해 Continue를 선택한다.
  - 교정을 중간에 그만두고 싶을 때는 √ Cancel을 선택하면 된다.

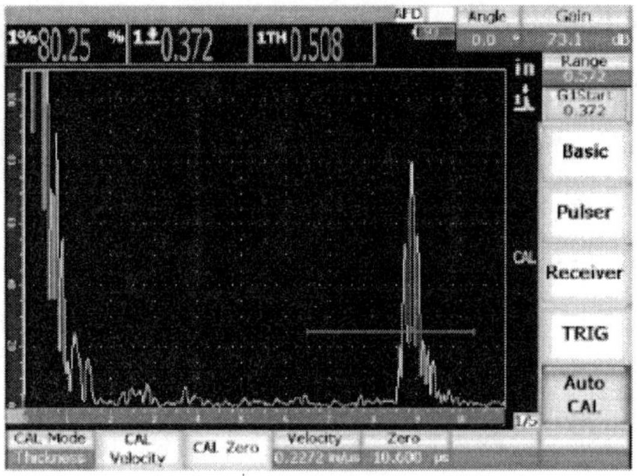

두 번째 교정신호

- 탐촉자를 교정시험편(calibration block) 0.500 인치에 위치시킨다.
- [GATE]를 사용하여 Gate 1의 위치를 정한다. 이때, 해당 두께 구간에서 나오는 첫 번째 저면 에코(back-wall echo)가 GATE 라인을 넘어가야 한다. 에코파형이 화면에서 80% 정도로 나타나도록 Gain을 조정한다.
- [F5] = Auto CAL(1/5)을 선택한다.
- [P2] = CAL Velocity를 선택한다.
  - Enter Value for Velocity Cal이라는 대화상자가 나타난다.

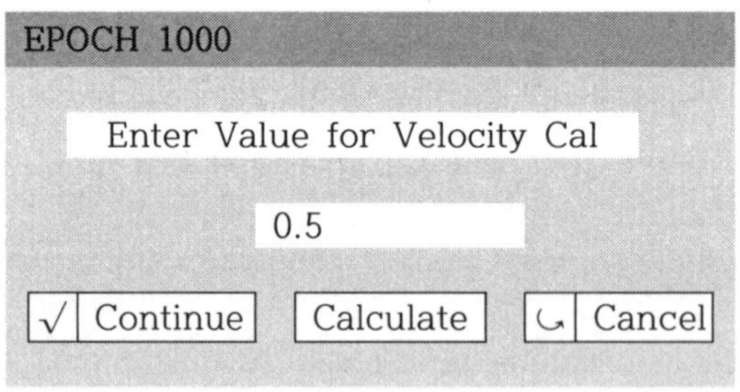

- 두께수치를 입력한 다음 √ Calculate를 눌러 교정작업을 완료한다.

(3) Dual Element 탐촉자에서 Thickness법을 이용한 교정

측정하고자 하는 재질과 동일한 시험편을 사용하여 교정해야 한다. 교정에 필요한 항목은 2개의 두께수치이다. 검사하는 재질의 두께보다 조금 얇은 두께와 조금 두꺼운 두께를 이용하면 된다. 듀얼 엘리먼트 탐촉자의 zero offset 값은 온도변화에 의해 상당히 큰 편차를 가진다. 따라서 측정할 때 zero offset 값이 정해졌던 온도보다 어느 정도 변하면 다시 측정하여 입력해야 한다.

교정절차는 다음과 같다.

- 앞에서 설명한 초기 설정방법을 그대로 실시한다.
- 탐촉자를 탐상장비 상단에 있는 일반탐촉자 커넥터에 연결한다.
  - 송수신 단자에 주의한다. 색깔로 구분하고 있다.
- Mode = Dual(1/5 〉 Pulser)를 선택한다.
- [GAIN]을 누른 다음 저면에코의 선단(leading edge)이 화면에서 거의 수직선으로 나타날 때까지 Gain을 높인다.
- 두께 측정 시에 선단(leading edge)을 이용하려면 GATE 라인의 측정방법을 edge(경계선 검출, edge detection) 모드로 설정한다.
- edge 모드 설정법
  - Gate Setup(2/5 〉 Gate Setup)을 선택한다.
  - [P1]=Setup을 누른다.
  - 화면에 Gate1 Measurement Mode에 커서를 위치시킨다.
  - [P1]=Edge을 선택한다.
  - [Cancel]을 눌러 설정페이지를 빠져나간다.
- CAL Mode = Thickness(1/5 〉 Auto CAL)를 선택한다.
- 탐촉자를 교정시험편에 위치시킨다.
- [GATE]를 눌러서 GATE 라인을 파형에 위치시킨다.

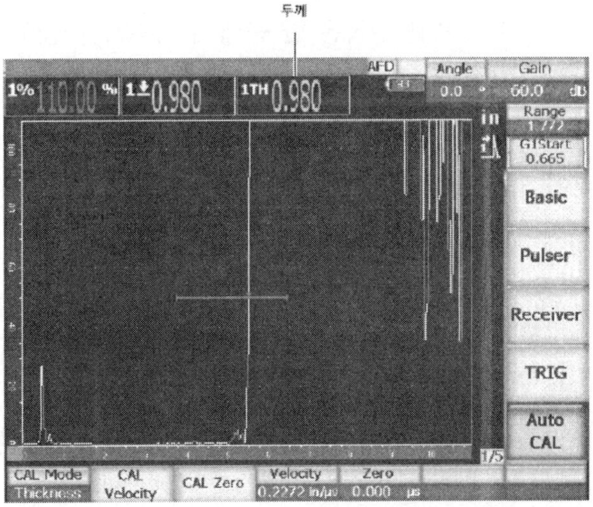

- CAL Zero(1/5 〉 Auto CAL)를 선택한다.
  - 대화상자 Enter Value for Zero Cal 나타나면 두께를 입력한다.

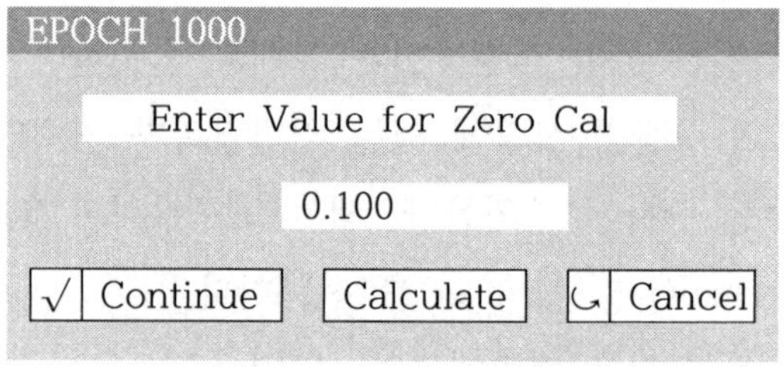

Enter Value for Zero Cal 대화상자

- √ Continue를 누른다.
  - 교정을 중지할 때는 (↺) Cancel을 바로 누른다.
- 탐촉자를 교정시험편(calibration block)에서 0.500 두께에 위치시킨다.
- [GATE]를 눌러서 Gate 1 라인을 파형에 위치시킨다.
- CAL Velocity(1/5 〉 Auto CAL)를 선택한다.
- 대화상자(Enter Value for Velocity Cal)가 나타나면 값을 입력한다.
- Calculate를 선택하여 교정작업을 완료한다.

(4) Echo-to-Echo 모드를 이용한 수직교정

측정하고자 하는 재질과 동일한 시험편을 사용하여 교정해야 한다. 제1반사파와 제2반사파를 교정에 사용하기 때문에 Echo-to-Echo 모드를 이용한 수직교정이라 한다. 따라서 교정에 필요한 항목은 한 군데 두께수치만 필요하다. 교정절차는 다음과 같다.

- 기본 설정방법(수직교정)은 앞과 같다.
- 시험편에 탐촉자를 위치시킨다.
  - 파형이 잘 보이도록 [dB], [Range]를 적당하게 조절한다.
  - 제1반사파와 제2반사파 모두 화면에 80% 이상으로 나타나도록 Gain(dB)을 조절한다.
- Gate 1과 Gate 2를 활성화시킨다.
  - 2개의 Gate를 이용하여 한 번에 인식시키기 때문에 필요하다.
    Status = on(2/5 〉 Gate1)

Status = on(2/5 〉 Gate2)

- Gate 1과 Gate 2를 트랙시킨다.
- 트랙을 설정하는 방법
  - G2 Tracks[P3]에서 G1(2/5 〉 Gate Setup)을 선택한다.
  - CAL Mode[p3]에서 G2-G1(1/5 〉 Auto CAL)을 선택한다.

    * 선택은 [P3] 누른 후에 [√] 누를 때마다 설정된 값이 순차적으로 나타난다. 원하는 값이 나타나면 그대로 두고 빠져나오면 선택된 것이다.
- 교정시험편에 탐촉자를 위치시킨다.
  - 제1반사파와 제2반사파가 모두 화면에서 80%이상이 나타나도록 [dB]를 조절한다.
- 제1반사파에는 Gate 1 라인을 위치시키고 제2반사파에는 Gate 2 라인을 위치시킨다.
- 탐상화면에 상단에 거리수치가 표시되는 확인해야 한다.
- CAL Velocity(1/5 〉 Auto CAL)을 선택한다.
- 대화상자 Enter Value for Velocity Cal이 나타난다.

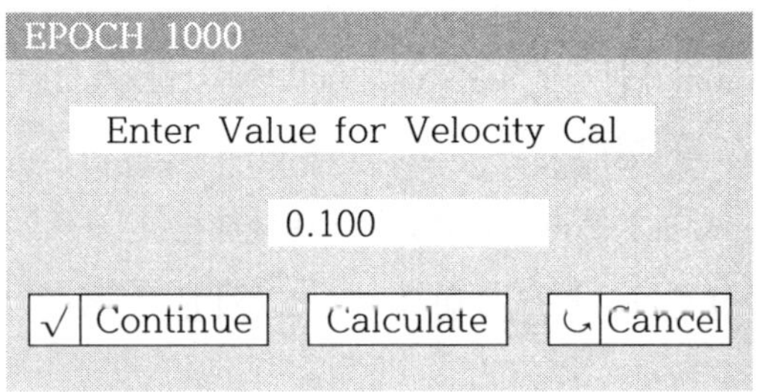

- 두께를 입력한 후에 √ Calculate를 선택하여 교정을 끝낸다.
- 탐촉자가 위치한 두께를 입력한다.

(5) Sound Path 값을 이용한 사각교정

사각교정은 횡파를 사용하기 때문에 종파를 사용하는 수직교정에 설정되는 Velocity값이 다르다는 점을 인식해야 한다.

일반탐상기에서 사각교정시에 수반되는 빔 입사점과 입사각(굴절각)을 먼저 찾아야 한다. 그리고 거리교정을 하면 된다.

입사점과 입사각을 찾는 방법은 동일하기 때문에 앞의 내용을 참고하기 바란다. 교정절차는 다음과 같다.

- 기본 설정방법은 사각교정시 내용과 동일하다.
- CAL Mode = soundpath(1/5 〉 Auto CAL)로 설정한다.
- 표준시편의 반호의 중심에 탐촉자의 입사점을 일치시킨다.
  - 반사파가 화면의 80%이상 나타나도록 Gain(dB)을 설정한다.
  - Range는 표준시편 반호의 반경보다 2배 이상으로 설정한다.
  - 화면에 제1반사파와 제2반사파를 동시에 나타나도록 해야 한다.

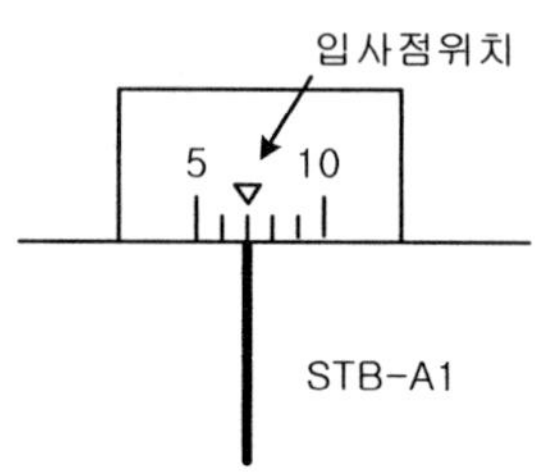

- [Gate]를 눌러 Gate 1 라인을 제1반사파에 위치시킨다.
  - 반사파에 위치시키면 A-Scan에 두께 값이 나타난다.
  - 두께값이 나타나지 않으면 Gain(dB)을 조정하여 파형이 GATE 라인을 넘어가도록 한다.
- CAL Zero(1/5 〉 Auto CAL)를 선택한다.
  - 대화상자가 나오면 탐촉자가 위치한 두께를 입력한다.

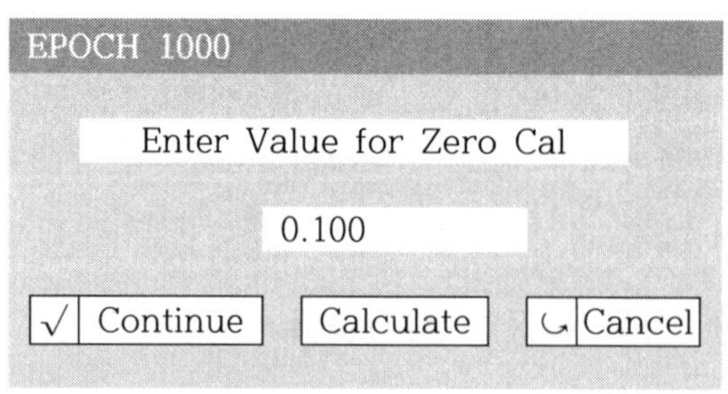

  - √ Continue를 선택한다.
- Gate 1 라인을 제2반사파에 위치시킨다.
- CAL Velocity(1/5 〉 Auto CAL)를 선택한다.

– 대화상자가 나오면 탐촉자가 위치한 두께의 두 배를 입력한다.

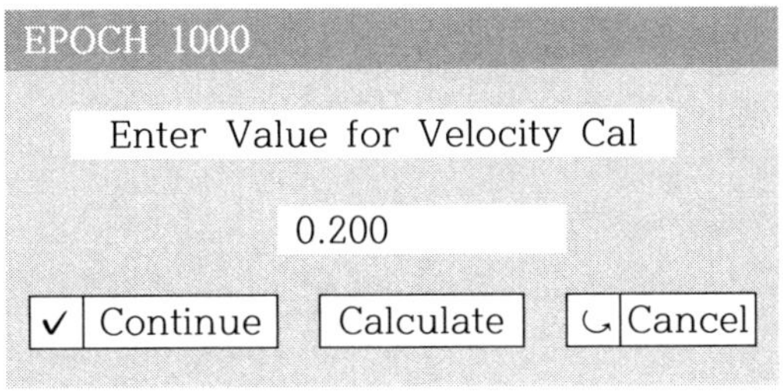

– Calculate를 선택한다.

– 교정이 완료된다.

부 록

1. 탐상장비 초기화
2. 수직탐상 교정법
3. 기본 단위(SI)
4. 표준시험편
5. 일반 사각빔 교정시험편 종류
6. 용접결함 종류
7. 검사결과 보고서

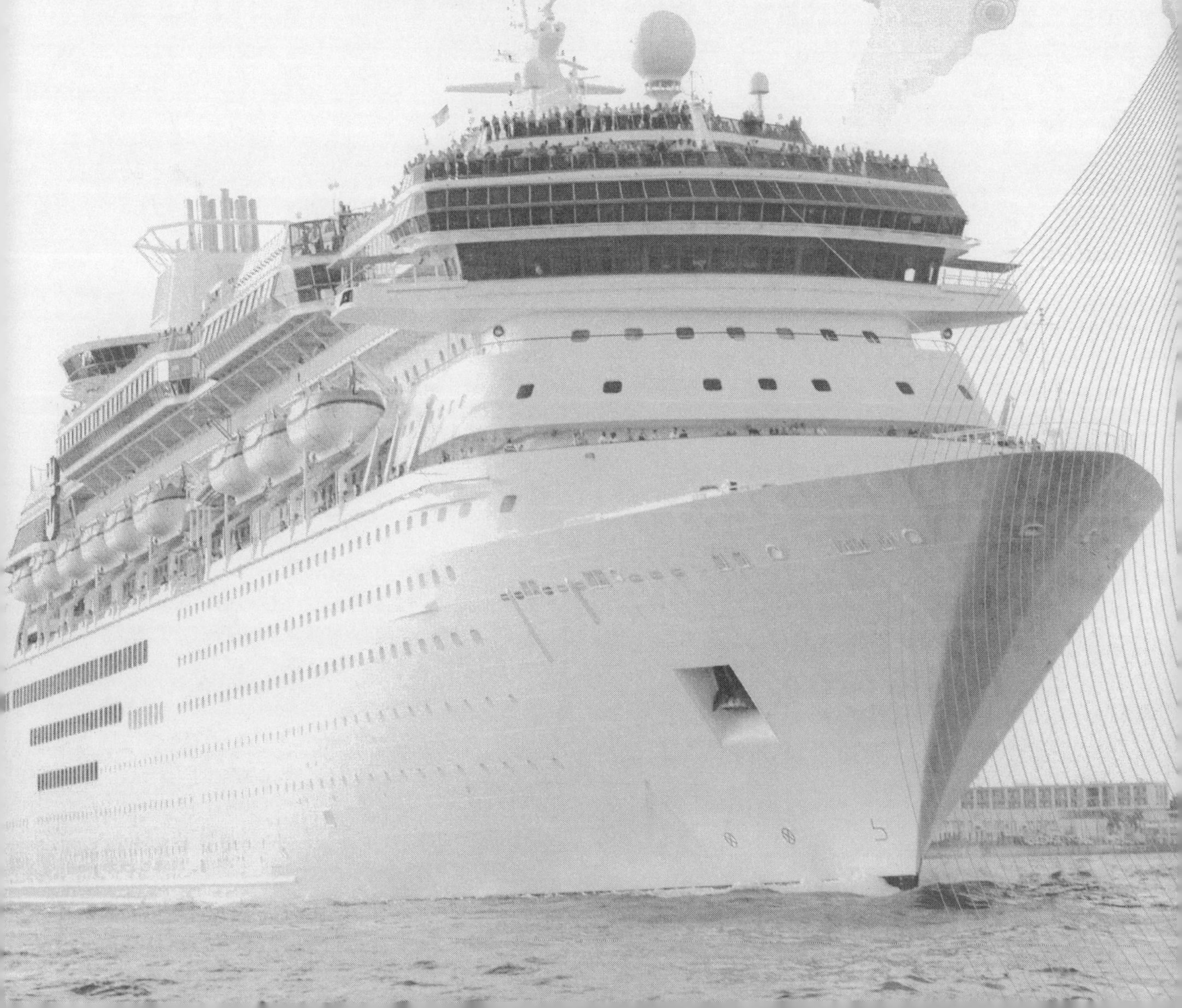

1. 탐상장비 초기화

(1) Epoch 4 초기화하기

① [ON/OFF]+[EDIT] 동시에 누른다.

: 화면이 나올 때까지 [EDIT] 계속 누르고 있어야 한다.

② 화면에 POWERUP RESET 나타난다.

③ MATSTER RESET를 선택하고 [ENTER]를 누른다.

④ PARAM+DATABASE를 선택하고 [ENTER]를 눌러 박스가 체크되도록 한다.

⑤ [OPTION] 누르면 초기화된다(설정 완료).

- 초기화 후에는 반드시 단위를 mm로 바꾼다.
- [OPTION]을 누르면 SETUP에 단위 설정항목이 있다.

(2) Epoch XT 초기화하기

① [2nd] 누른다. 화면에 P가 표시되면 [ID]를 누른다.

② 방향키를 이용하여 ㅣ Open ㅣ Create ㅣ ReportSetup ㅣ Resets ㅣ 탭 중에서 Restes 탭을 선택한다.

* 초기화를 취소하려면 언제든지 [MEAS] 누르면 탐상화면으로 돌아간다.

③ [ENTER]를 누른다.

④ Master/Database 선택되어 있는지 확인한다.

⑤ 화면 하단에 표시되는 Fuction 기능에 명시된 내용에서 Factory(공장초기화)에 해당되는 [F4]를 누른다.

⑥ Reset to factory default? 화면에서 [F1](F1=Yes)를 누른다.

⑦ Rebooting 되면서 공장 초기화시킨다.

* 초기화후에는 반드시 단위를 mm로 바꾼다.

* [MEAS SETUP] 누르면 단위설정 항목을 볼 수 있다.

※ 부팅 후 기본설정(INSTR SETUP, Instruction Setup) 화면이 나타나면 [MEAS/RESET]을 누른다. 잠시 후 탐상(측정)화면이 나온다.

2. 수직탐상 교정법

(1) Epoch 4 수직교정

▶ 사용하는 표준시험편 규격

- A1 표준시편 : 옆면두께=25mm, 높이두께=100mm
- A3 표준시편 : 옆면두께=15mm, 높이두께=45.5mm

▶ 교정순서

- ANGLE : 0
- VEL(음속) : 5900
- RANGE(거리) : 사용하는 면의 시편 두께보다 크게 잡는다.
- GAIN : 30~40dB, 파형이 적당하게 보이도록 조절한다.
- 파형검출은 엣지로 설정한다.

① 시험편을 눕히고 폭에 탐촉자를 위치시킨다.
파형이 나타나는지 확인한다. 파형이 보이지 않으면 Range, Gain을 확인한다.

② GATE 1 누른다. Gate 1 라인을 파형위로 이동시킨다.

③ CALIBRATION 누른다. 화면에 CAL 표시를 확인한다.

④ ZERO OFFSET 누른다. 입력화면에 두께 값을 입력한다.

⑤ CALIBRATION 눌러 첫 번째 값 입력을 마친다.
* 화면에 CAL 계속 표시되어 있어야 한다.

⑥ 시험편을 세우고 높이에 탐촉자를 위치시킨다. 파형이 나타나는지 확인한다.

⑦ GATE 1 누른다. Gate 1 라인을 파형위로 이동시킨다.

⑧ VEL 누른다. 입력화면에 두께 값을 입력한다.

⑨ ENTER 누른다. 교정완료.

(2) Epoch XT 수직교정

▶ 사용하는 시험편 규격

- A1 표준시편 : 옆면두께=25mm, 높이두께=100mm
- A3 표준시편 : 옆면두께=15mm, 높이두께=45.5mm

▶ 교정순서

- ANGLE : 0
- VEL(음속) : 5900
- RANGE(거리) : 사용하는 면의 시편두께보다 크게 잡는다.
- GAIN : 30~40dB, 파형이 적당하게 보이도록 조절한다.
- 파형검출은 엣지로 설정한다.

① 시험편을 눕히고 폭에 탐촉자를 위치시킨다. 파형이 나타나는지 확인한다.

② GATE 1 누른다. Gate 1 라인을 파형위로 이동시킨다.

③ CALIBRATION 누른다. 화면에 CAL 표시를 확인한다.

④ ZERO OFFSET 누른다. 입력화면에 두께 값을 입력한다.

⑤ F1 눌러 첫 번째 값 입력을 마친다.

⑥ 시험편을 세우고 높이에 탐촉자를 위치시킨다. 파형이 나타나는지 확인한다.

⑦ GATE 1 누른다. Gate 1 라인을 파형위로 이동시킨다.

* 화면에 CAL 계속 표시되어 있어야 한다. 아니면 다시 처음부터 다시 시작한다.

⑧ VEL 누른다. 입력화면에 높이 값을 입력한다.

⑨ F2 누른다. 교정완료.

3. 기본 단위(SI)

물리량	명 칭	기 호
길이	미터(meter)	m
질량	킬로그램(kilogram)	kg
시간	초(second)	s
전류	암페어(ampare)	A
전압	볼터(Volter)	V
저항	레지스터(Register)	R
전력	파워(Power)	P
(열역학적) 온도	절대온도(kelvin)	K
물질의 양	몰(mole)	mol
광도	칸델라(candela)	cd

표 시	읽는법(접두어)	기호	표 시	읽는법(접두어)	기호
10^{18}	엑사(exa)	E	10^{-1}	데시(deci)	d
10^{15}	페타(peta)	P	10^{-2}	센티(centi)	c
10^{12}	테라(tera)	T	10^{-3}	밀리(milli)	m
10^{9}	기가(giga)	G	10^{-6}	마이크로(micro)	μ
10^{6}	메가(mega)	M	10^{-9}	나노(nano)	n
10^{3}	킬로(kilo)	k	10^{-12}	피코(pico)	p
10^{2}	헥토(hecto)	h	10^{-15}	펨토(femto)	f
10^{1}	데카(deca)	da	10^{-18}	아토(atto)	a

4. 표준시험편

(1) STB-A1 표준시험편

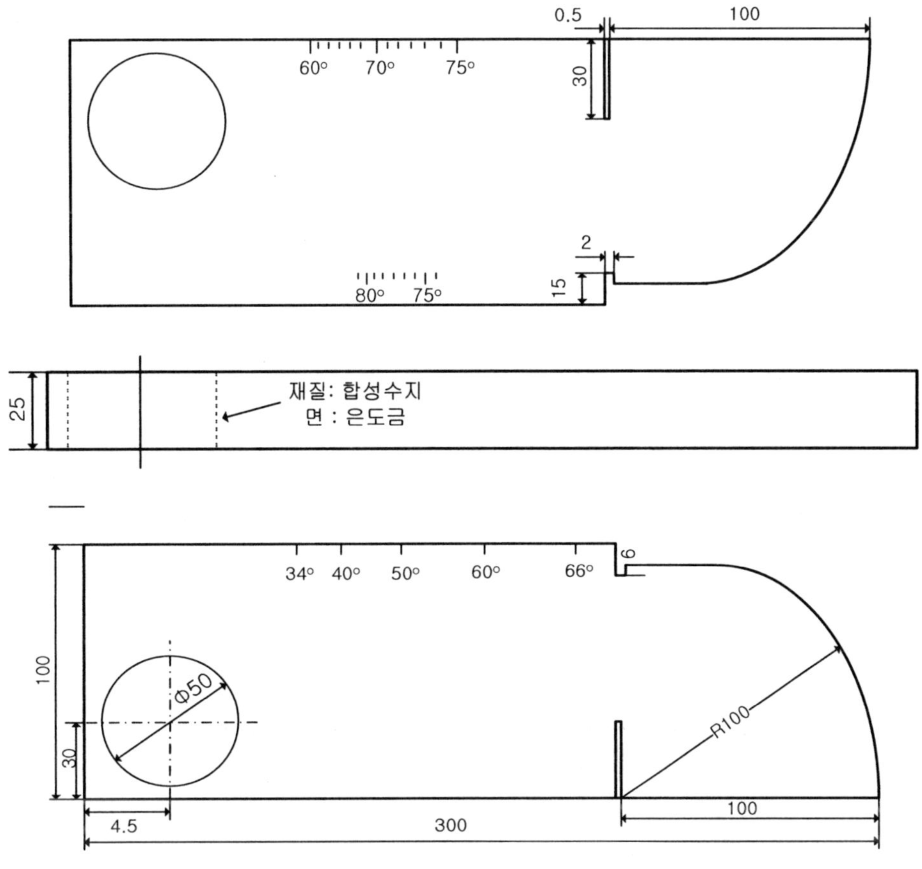

(2) STB-A2 표준시험편

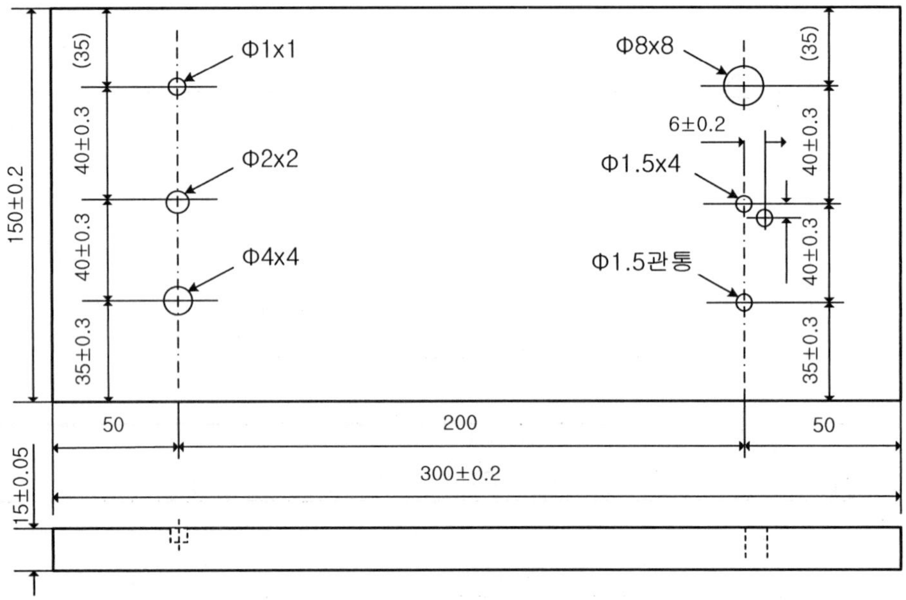

(3) STB-A3 표준시험편

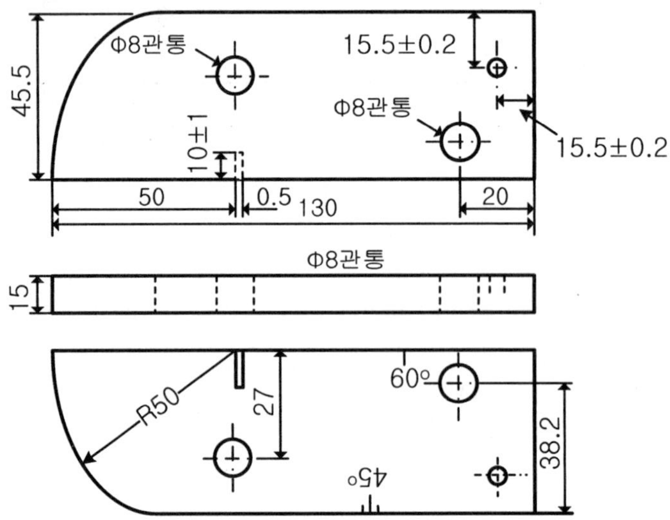

5. 일반 사각빔 교정시험편 종류

(1) ASTM E164 IIW 타입 교정시험편(P/N TB7541-1)
(2) IIW Type 2 대비시험편(P/N TB5939-1)
(3) 거리감도 교정시험편(P/N TB7549-1)
(4) ASTM E164 IIW 타입 미터법 교정시험편(P/N TB1054-2)
(5) Navships 원통형 반사체 블록(P/N TB7567-1)
(6) 5단계 정밀 두께 교정시험편(P/N 2214-E)

6. 용접결함 종류

종 류	내 용	비 고
용입불량 (Incomplete Penetration)	용접시 모재 아래쪽(루트면)까지 용융되지 못하고 남아 있는 형태	용입부족
융합불량 (Lack of Fusion)	모재가 완전히 용융되어 합쳐지지 못하고 균열형태로 나타나는 형태	
균열 (Cracking)	• 용접부에 금이 가는 현상 고온균열과 저온균열이 있다. • 응고하는 과정에서 수축하게 되는데 연성이 부족하여 발생된다.	열처리 주의
언더컷 (Undercut)	용접부 부근(Toe, Root)의 모재가 용접열에 의해 움푹 패인 형상	용접전류 운봉속도 아크길이 과다
언더필 (Underfill)	용접이 덜 채워진 현상	루트오목 (Root Concavity)
슬래그 혼입 (Slag Inclusion)	용융된 금속내부에 Slag가 부상하지 않고 그대로 남아 굳어진 형태	
기공 (Porosity)	• 이물질이나 수분 등으로 인해 용접부 내부에 발생된 가스로 만들어진 공간 • 내부에서 생긴 기포	
블루홀 (Blow Hole)	기공으로 인해 내부나 표면에 긴 홀 형태의 형상을 발생하는 구멍	피트 : 표면의 홀
텅스텐 혼입 (Tungsten Inclusion)	전극으로 사용되는 텅스텐이 용융되어 용접 중에 들어가서 혼입되는 현상	
오버랩 (Over lap)	용융금속이 모재에 채워져 흐르면서 모재상부에 겹쳐진 형상	용접전류 운봉속도 부족

7. 검사결과 보고서

* 검사결과 보고서에는 아래의 항목에 대한 내용이 기록되어야 한다.

* 보고서는 회사별로 정해진 양식이 있다.

항 목	내 용	비 고
서류번호	서류 분류를 위한 번호, 회사별로 다르다.	
공사명	공사명과 공사분류번호를 적는다.	
주문자	주문자 회사명, 기관명을 적는다.	
검사제품명	검사하는 제품이름을 적는다.	
검사장소	검사위치 명시한다.	
절차서 번호	분류번호 : 회사별로 고유 분류번호가 있다.	
합격기준	절차서나 기준령에 명시된 결함 기준을 명시한다.	
검사 관련 항목	재질, 용접방법, 두께, 표면조건, 열처리 등을 기록한다.	
초음파장비 관련 항목	초음파장비명, 시험방법, 시험편종류, 접촉매질	
초음파장비 설정	탐촉자종류, 굴절각, 주파수, 진동자크기, 기준감도, 전이보상감도, 탐상감도, 교정범위	
탐상기준 설정	REF GAIN, ACTUAL Transducer Angle	
불연속부 위치	Angle distance, Dept form surface, Length	
합부판정	절차서 또는 기준령에 명시된 기준에 따라 결정한다.	
결함종류	결함형태를 기록한다.	
용접사 ID	검사한 부분를 용접한 용접사 ID를 기록한다.	
검사책임자	시험자, 승인자 이름을 적고 사인한다.	
고객	선급과 선주를 적는다.	

찾아보기

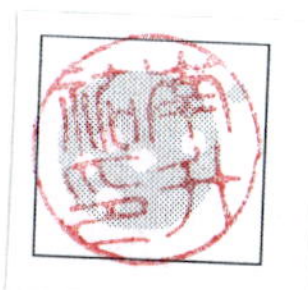

위상배열 탐상기와 초음파검사

2024년 1월 20일 1판 2쇄 발행

저 자 양 성 룡
발행인 남 승 우

발행처 도서출판 상尙 학學 당堂

서울시 동작구 사당로9가길 6(사당동)
TEL : 02) 595-1692~4
FAX : 02) 595-1394
E-mail : shdbooks@naver.com
신고 : 2-155호 (1968. 11. 29)

정가 20,000원

ISBN 978-89-6587-138-5 93560

〈디자인〉 편집 엄해숙 / 표지 토틀컴